Mes SOINS BÉBÉ et MAMAN FAITS MAISON

mercileslivres

SOMMAIRE

MES SOINS BÉBÉ ET MAMAN FAITS MAISON

L'arrivée d'un bébé chamboule notre vie et notre manière de consommer. Quels produits de soins employer pour soi et son bébé ? Comment utiliser le moins possible de composants toxiques ? Comment savoir si ce que nous appliquons sur sa peau et la nôtre est bon ? Alimentation, produits d'hygiène ou d'entretien... les futures mamans sont particulièrement sensibles à l'aspect naturel de ces produits. La présence d'ingrédients controversés dans les soins pour bébés n'est pas sans nous inquiéter !

Mais le saviez-vous ? Pour des soins de tous les jours, vous pouvez fabriquer vos propres produits sains et naturels, pour vous et votre bébé !

Découvrez ici des recettes et des astuces pour vous guider et vous encourager à vous lancer dans la confection de soins faits maison simples et à moindre coût. S'offrir un produit 100 % personnalisé selon ses besoins est très rassurant ! Vous pouvez choisir les bienfaits de chaque ingrédient et éviter ainsi les substances indésirables pour la nature et le corps humain.

Prenez le temps de découvrir des alternatives écologiques pour mieux consommer en famille. Des recettes plaisantes à réaliser, adaptées aux bébés et à leur jeune maman !

Quelques règles d'hygiène à respecter

Pour un mélange de qualité et qui se conserve bien, pensez à vous laver les mains et à désinfecter votre matériel avec de l'alcool à 90° ou en le stérilisant.

Évitez de conserver une préparation lorsque vous constatez un changement d'odeur, de texture ou de couleur. En effet, ce sont des signes que le produit n'est plus bon.

Certains composants peuvent créer des allergies cutanées. Par précaution, testez toujours vos produits sur une petite zone de la peau de votre bébé 24 heures avant l'application. En cas de doute, n'hésitez pas à demander l'avis de votre pédiatre ou de votre médecin.

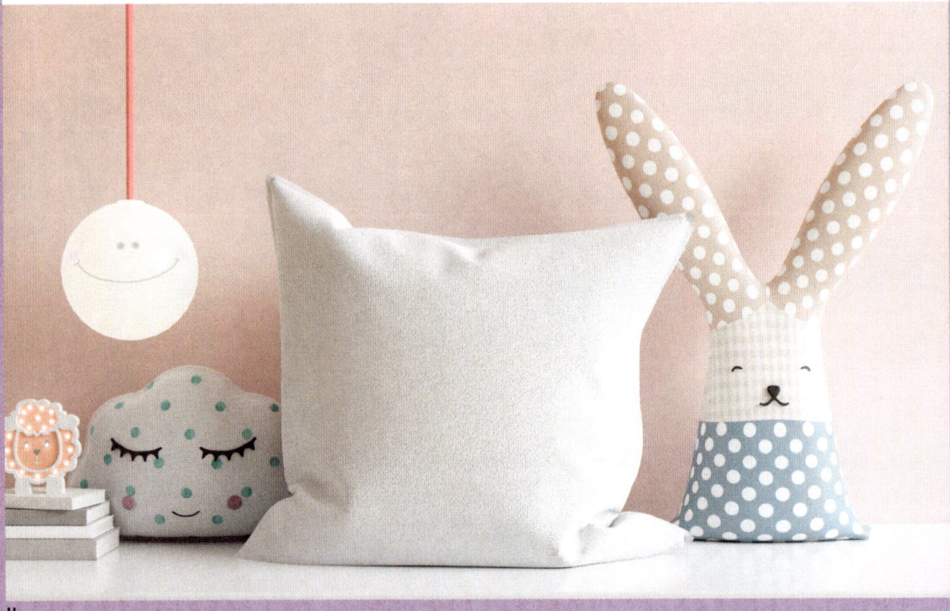

CONSERVER LES PRODUITS FAITS MAISON

Utiliser des conservateurs naturels

Pour une bonne conservation de vos produits faits maison, n'hésitez pas à ajouter quelques gouttes de conservateurs naturels, antioxydants et antifongiques.

Utiliser des contenants adaptés

Les contenants doivent toujours être propres et bien hermétiques.

- Pour les gels et les lotions fluides, préférez les flacons-pompe.
- Pour les crèmes ou les baumes, préférez les tubes souples aux pots. Cela évitera que trop de bactéries ne rentrent lors de vos utilisations.

Bien stocker

Il est important de stocker vos cosmétiques et produits faits maison dans un endroit frais et sec. Ils doivent être à l'abri de la lumière, de la chaleur et de l'humidité. Lorsque la température dépasse les 20 °C, mettez vos produits au réfrigérateur !

Respecter la date de péremption

- Pour les produits à base d'eau comme les gels, shampoings ou lotions : 1 mois maximum
- Pour les produits contenant une phase aqueuse comme les émulsions, crèmes ou laits : 3 mois maximum
- Pour les produits aux préparations huileuses comme les baumes ou huiles de massage : 6 mois maximum

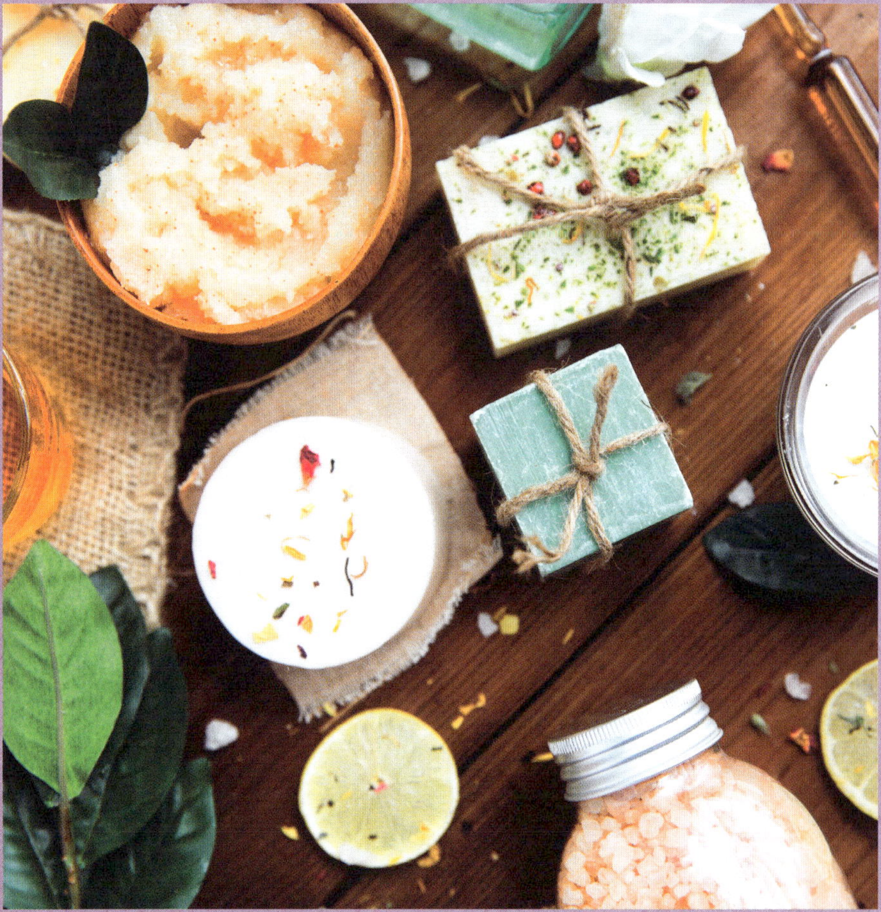

LES 10 PRODUITS INCONTOURNABLES

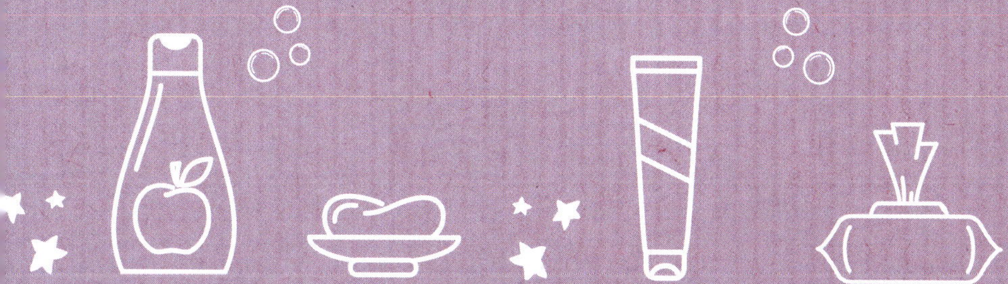

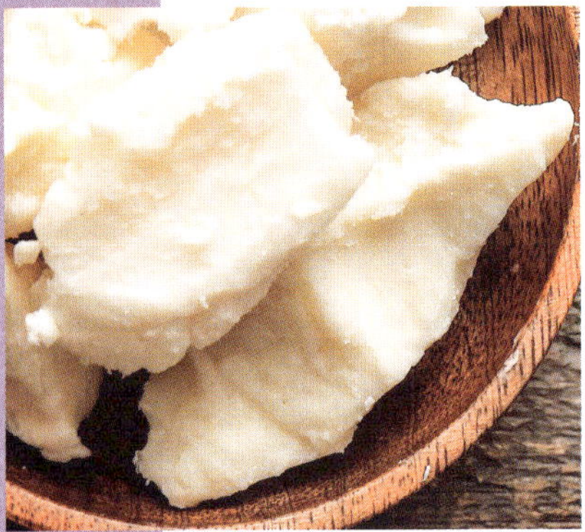

LE BEURRE VÉGÉTAL

Les beurres végétaux sont des acides gras émollients formidables pour renforcer l'épiderme et hydrater la peau. Ils permettent d'obtenir des baumes cutanés riches en nutriments essentiels !

Le beurre de karité : extrait des fruits du karité, ce beurre est idéal pour prendre soin de sa poitrine pendant l'allaitement. Il permet de lutter contre les vergetures, d'hydrater ses cheveux ou de venir à bout des petites plaques sèches de bébé.

Le beurre de kokum : de couleur foncée, il contient des composés puissants pour régénérer la peau, lutter contre la chute des cheveux, et constitue un allié dans la formulation de produits de massage. Ce beurre étant très dur à température ambiante, nous vous conseillons de le marier avec d'autres beurres et huiles.

Le beurre de cacao : assouplissant et riche en théobromine, le beurre de cacao participe à la prévention des vergetures et prévient la formation de la cellulite. Appliqué sur le visage ou le corps après un coup de soleil, il apaise également les brûlures superficielles.

Le beurre de mangue : le noyau de ce fruit est pressé à froid afin d'obtenir un beurre riche en acides gras, mais aussi en stérols et polyphénols, lui conférant des propriétés antioxydantes, émollientes et protectrices.

L'HUILE VÉGÉTALE

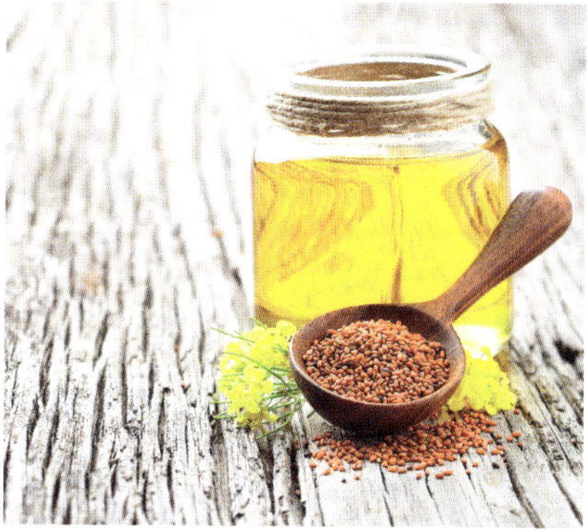

Les huiles végétales naturelles sont des corps gras provenant des graines, pépins ou noyaux des plantes oléagineuses. Elles vont prendre soin de la peau grâce à leurs pouvoirs d'hydratation et de réparation. Il est préférable d'utiliser des huiles bio extraites à froid. Il est conseillé de les conserver à l'abri de l'air, de l'humidité et de la chaleur.

L'huile d'amande douce et l'huile de calendula : elles sont recommandées pour la peau des bébés, les peaux sensibles ou sèches.

L'huile de sésame : assouplissante et régénérante, elle maintient l'hydratation de la peau tout en pénétrant facilement.

L'huile d'olive : elle permet d'hydrater la peau fragile du bébé et de laisser un film hydrolipidique protecteur gras qui l'isole des agressions extérieures, comme les frottements de la couche.

L'huile de roquette et l'huile de moutarde : elles nourrissent et fortifient les cheveux pour lutter contre leur chute et stimuler leur repousse.

L'huile de germe de blé : elle est idéale pour composer des soins pour les peaux sèches, desquamées ou tiraillées.

L'huile de cameline : elle s'utilise dans les soins apaisants et revitalisants pour les peaux sensibles et à tendance atopique.

L'huile de macadamia : restructurante et adoucissante, elle est utilisée pour prévenir les vergetures ou dans la préparation de soins pour les peaux fragiles et desséchées.

L'huile de coco : grâce à sa texture fine, elle est appréciée pour la préparation de soins visage, corps et cheveux.

L'huile de noyau d'abricot : revitalisante et régénérante, elle assouplit les peaux fragilisées et donne bonne mine.

L'huile de rose musquée : idéale pour nourrir les peaux sèches et sensibles, elle prend soin des cicatrices et des peaux à vergetures.

L'huile de fenugrec : elle permet de rendre la peau plus douce, plus ferme et tonique grâce à son action raffermissante.

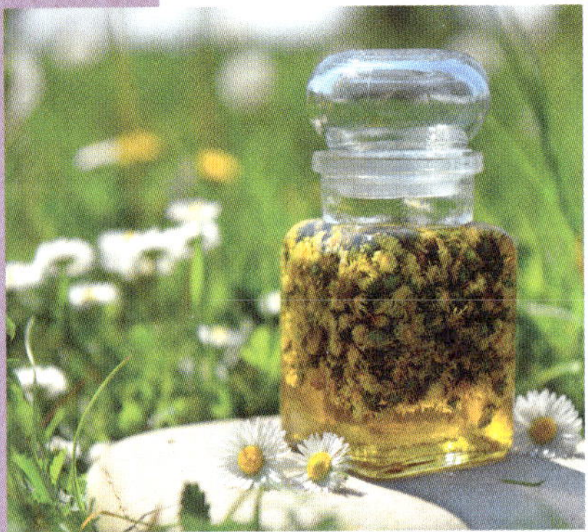

LE MACÉRAT HUILEUX

Les **macérats huileux,** reconnus pour leurs **bienfaits sur le corps, le visage et les cheveux,** sont le résultat de la macération de végétaux (feuilles, fleurs, racines) dans une huile végétale de bonne qualité. Ce processus permet de transférer les principes actifs des plantes dans les huiles et de simplifier ainsi leur utilisation dans notre quotidien.

Le macérat huileux de pâquerettes : il est connu pour ses vertus tonifiantes, décongestionnantes, cicatrisantes et réparatrices. Riche en oméga-6 et en polyphénols, il permet d'assouplir la peau.

Le macérat huileux de carotte : c'est un allié pour les peaux fatiguées, ternes et qui manquent de vitalité. Il procure un effet bonne mine, prépare la peau au bronzage, et aide à la régénérer après exposition. Pur, on peut l'appliquer le soir sur le visage, le décolleté et le corps.

Le macérat huileux de fleurs de calendula : il est recommandé pour les peaux sensibles et sujettes aux inflammations cutanées. Grâce à ses actions apaisantes, régénérantes et nourrissantes, il est en effet l'allié idéal des peaux fragiles !

Le macérat huileux d'arnica : réputé pour ses propriétés anti-inflammatoires, il diminue la formation des bleus, répare et apaise.

L'HYDROLAT OU L'EAU FLORALE

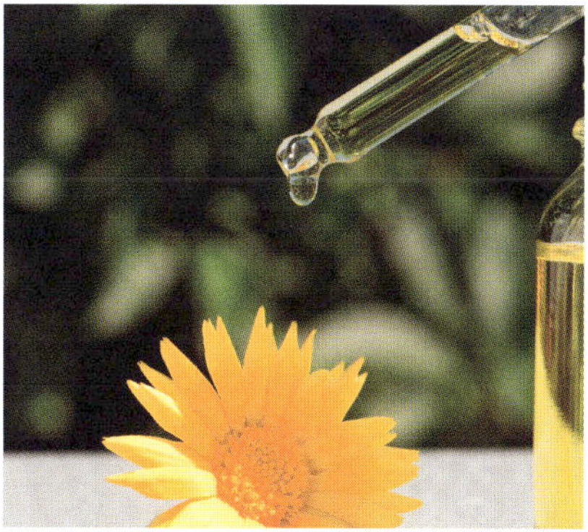

Les hydrolats, ou eaux florales, concentrent les vertus des fleurs et s'obtiennent par distillation. Les hydrolats peuvent être utilisés en toute sécurité chez les personnes dites sensibles ou fragiles, notamment afin d'entretenir la santé de la peau, du corps et des cheveux.

L'hydrolat d'ylang-ylang et l'hydrolat de bay saint Thomas : ils ont une action tonifiante et stimulante sur le cuir chevelu. Ce sont des ingrédients de choix pour la réalisation de shampoings ou de soins capillaires.

L'eau de fleur d'oranger : grâce à ses propriétés apaisantes et revitalisantes, elle est très appréciée des peaux sèches. Son parfum floral, reconnu pour calmer l'esprit, facilite le sommeil des petits.

L'hydrolat de calendula : idéal pour les peaux fragiles, irritées ou inconfortables, cet hydrolat possède des propriétés apaisantes et adoucissantes.

L'eau de litsée citronnée : à la senteur divine, elle purifie et tonifie les peaux à imperfections. Elle est apaisante, relaxante et peut aider les bébés à trouver le sommeil.

L'hydrolat de citron : c'est l'actif idéal pour éclaircir le teint, éliminer les points noirs et autres imperfections.

L'hydrolat de rose : grâce à ses propriétés rafraîchissantes et adoucissantes, il apaise les peaux délicates.

L'eau de camomille : elle s'emploie dans les crèmes et lotions pour calmer les peaux tiraillées ou sujettes aux démangeaisons. C'est aussi un ingrédient réputé pour renforcer la blondeur des cheveux.

L'hydrolat de cassis : il est idéal dans la composition de lotions et de brumes pour le corps et les cheveux.

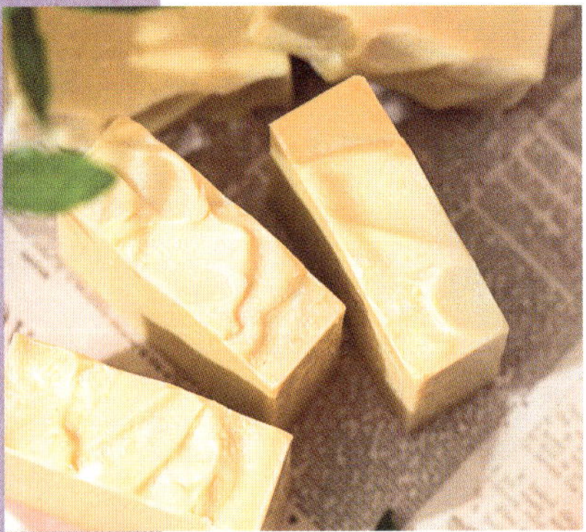

L'AGENT LAVANT

Le problème de nombreux gels lavants concerne la présence de **tensioactifs irritants**. Une base lavante neutre va contenir des ingrédients doux pour la peau et permettre de créer vos gels douche, savons pour les mains, nettoyants pour le visage ou shampoings 100 % personnalisés.

Une base lavante neutre 100 % d'origine naturelle

Une base lavante neutre, sans dérivés de palme et sans sulfates, nettoie en douceur la peau et les cheveux. Apaisante et rafraîchissante, elle s'utilise pure ou agrémentée d'actifs et d'huiles essentielles adaptés à votre peau ou à vos cheveux.

Le savon liquide de Castille

Le savon liquide de Castille bio, non parfumé, à base d'huile d'olive pure, d'huile de coco, d'huile de chanvre et de jojoba, est conçu pour respecter la sensibilité d'une peau délicate ou fragile.

Riche en nutriments, adapté à toute la famille, il ne contient ni agents moussants artificiels ni parfums artificiels et remplace avantageusement gel lavant, shampoing ou démaquillant pour la peau.

L'ARGILE

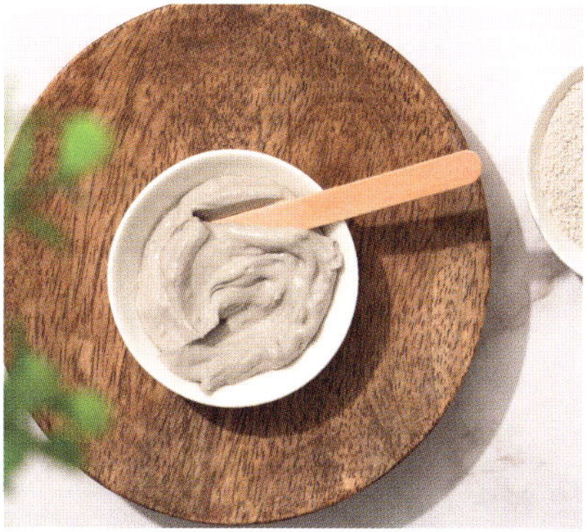

Grâce à ses propriétés absorbantes, l'argile est un remède naturel très efficace pour soulager de nombreux maux du quotidien. Issue d'une roche sédimentaire naturellement riche en sels minéraux et oligoéléments, l'argile est l'alliée parfaite pour prendre soin de soi sainement. Cet ingrédient entre dans la composition de nombreux soins cosmétiques tels que les savons, déodorants, poudres de bain, lotions nettoyantes et bien sûr masques pour la peau.

L'argile blanche kaolin : recommandée pour les peaux sèches grâce à ses propriétés adoucissantes et nettoyantes, elle est également connue pour avoir des vertus cicatrisantes et anti-inflammatoires.

L'argile violette : conseillée pour les jeunes mamans, elle prend soin des peaux déshydratées ou des peaux ternes en manque d'éclat.

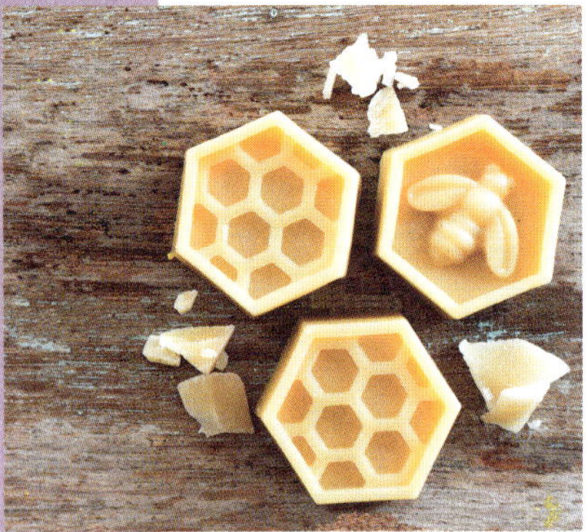

L'ÉMULSIFIANT

La cire d'abeille jaune : excellente pour la peau et facile à utiliser, elle épaissit les préparations et apporte une odeur de miel. Obtenue en faisant fondre les rayons vides de la ruche, elle favorise l'hydratation cutanée et rétablit l'équilibre à la surface de l'épiderme. La cire d'abeille permet de stabiliser certaines crèmes ou de fabriquer des baumes.

La cire de mimosa : idéale pour les peaux sensibles, cette cire végétale est extraite de la fleur de mimosa. Elle favorise entre autres la stabilité d'un lait corporel, et peut s'employer dans la conception de crèmes ou baumes faits maison.

LE CONSERVATEUR D'ORIGINE NATURELLE

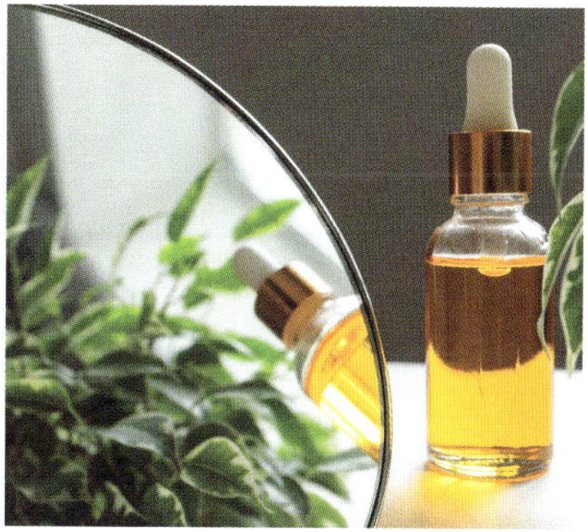

Le leucidal : produit par fermentation de radis, le leucidal est un conservateur antibactérien et antifongique très bien toléré par la peau. Il est adapté à la conservation de produits destinés aux peaux sensibles.

Le naticide : antibactérien et antifongique, il assure la conservation des préparations cosmétiques contenant une phase aqueuse (eau, hydrolat). D'origine naturelle, le naticide possède une bonne odeur sucrée et permet de prolonger la durée de vie de toutes vos émulsions et gels lavants.

L'extrait naturel de pépins de pamplemousse : conservateur très doux pour la peau, il permet d'empêcher le développement de bactéries, levures et moisissures dans tous les cosmétiques contenant de l'eau (shampoing, crème, lotion…).

La vitamine E : anti-inflammatoire et antioxydante, cette vitamine est un actif qui évite le rancissement des phases huileuses de vos préparations cosmétiques.

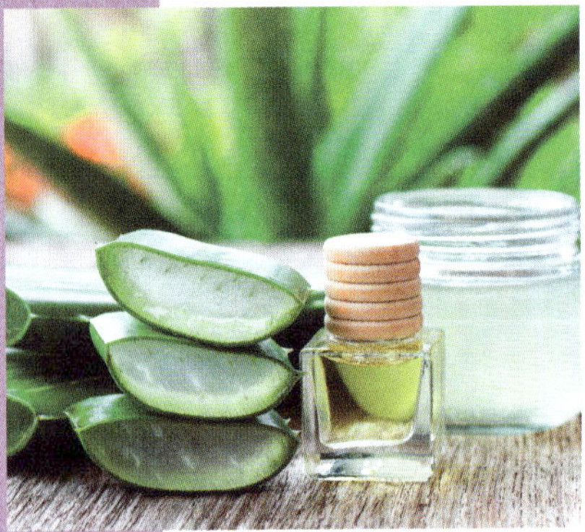

LE GEL D'ALOE VERA

L'aloe vera, contenant de nombreux nutriments, offre des vertus très hydratantes et réparatrices.

Par ses propriétés anti-inflammatoires, le gel d'aloe vera est un antibactérien naturel qui permet de préparer des produits pour soulager piqûres, eczéma, rougeurs (érythème fessier), petits boutons, plaques et même parfois de petites brûlures ou coups de soleil.

Appliquer une crème à l'aloe vera sur la peau irritée ou sèche de votre bébé aide à réduire l'inflammation et la douleur causées par une réaction ou une condition environnementale.

Cependant, prenez soin d'éviter les yeux, la bouche, le nez et les oreilles.

AUTRES

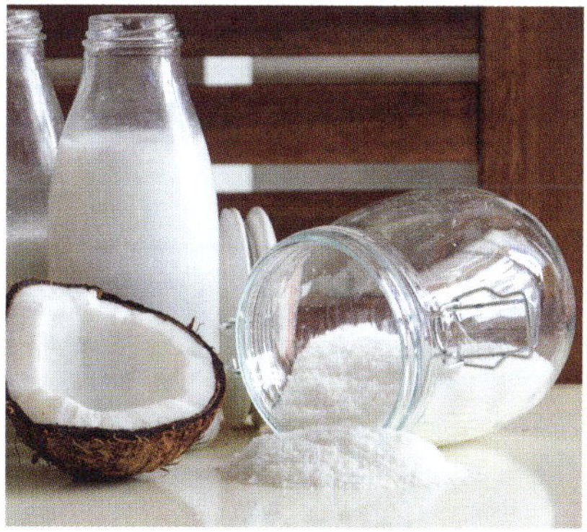

L'eau de chaux : au pH basique, elle nettoie en douceur et permet de neutraliser l'effet de l'acidité des urines et des selles sur la peau.

L'arrow-root : poudre obtenue à partir d'une plante nommée marante, elle possède de très bonnes propriétés absorbantes. Elle apporte une texture douce et soyeuse aux cosmétiques et permet d'atténuer le toucher gras des baumes.

Le lait de coco en poudre : cet émollient soulage et assouplit les peaux sensibles.

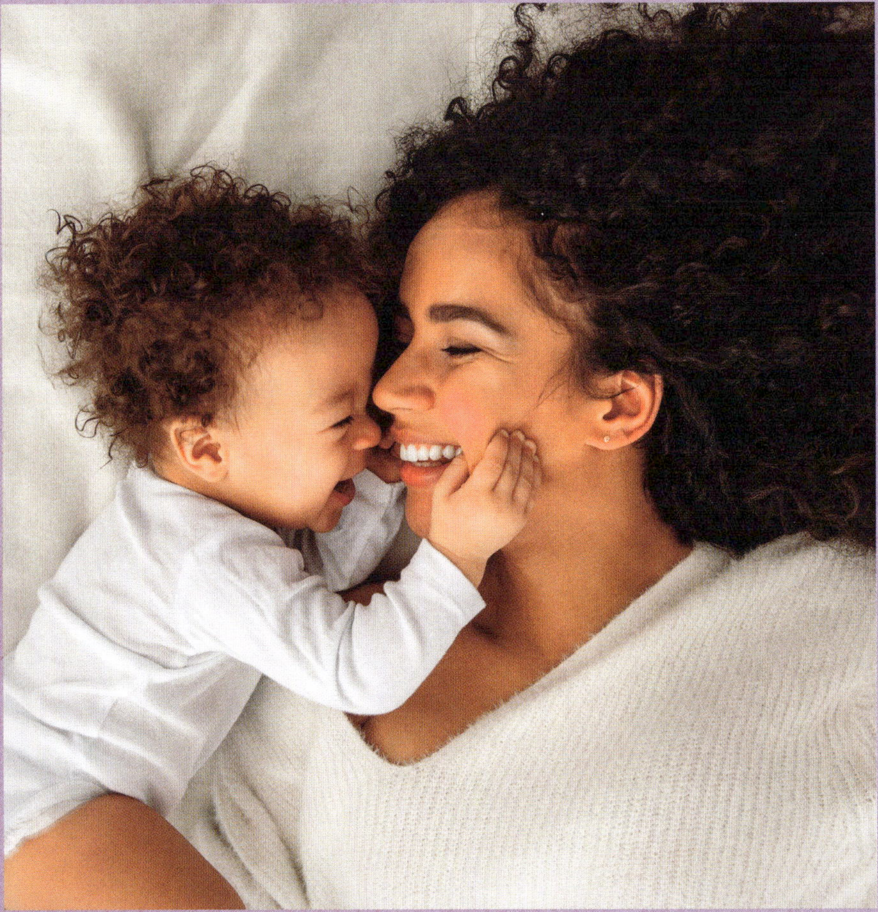

L'ESSENTIEL pour ma MAMAN

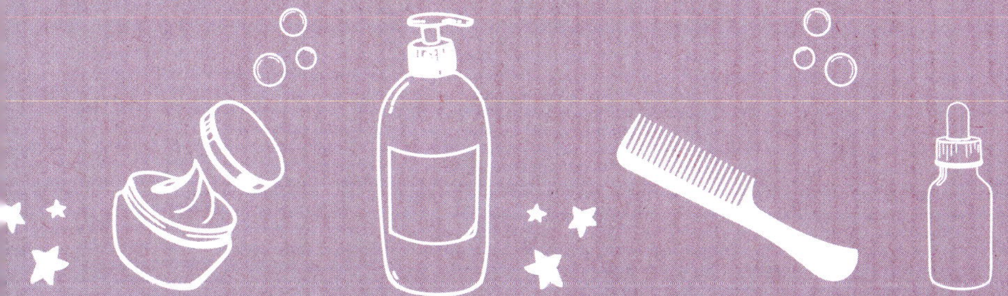

SHAMPOING ANTICHUTE

Les cheveux sont si beaux durant la grossesse…

Après la naissance, avec les changements hormonaux et la fatigue, la chevelure devient plus sèche et perd souvent de sa vigueur.

Pour le bien-être du cuir chevelu et stimuler la repousse, adoptez une routine de soin adaptée et préparez ce shampoing naturel afin de retrouver une jolie chevelure dense.

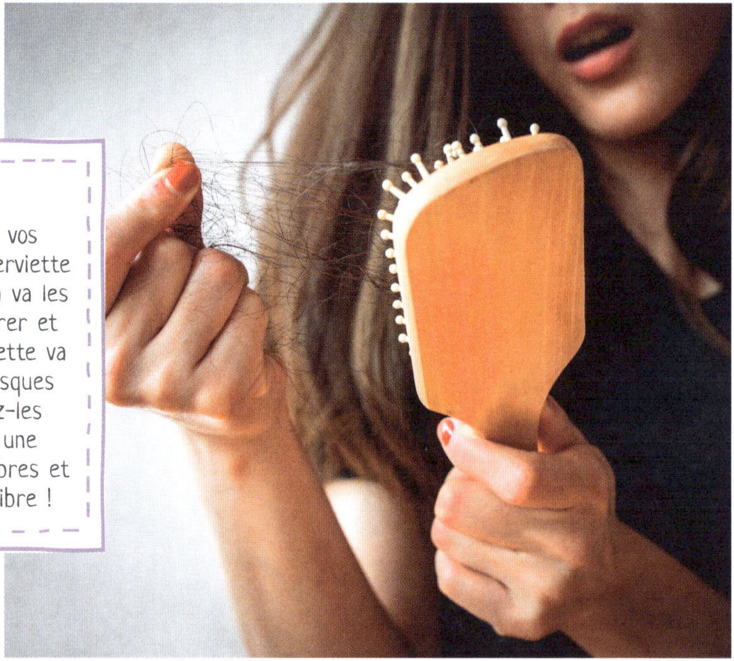

ASTUCE

Évitez d'enrouler vos cheveux dans une serviette après le lavage, cela va les empêcher de respirer et le poids de la serviette va augmenter leurs risques de chuter. Séchez-les rapidement avec une serviette en microfibres et laissez-les à l'air libre !

Recette et application

Ingrédients

- 150 ml de savon de Castille liquide
- 10 ml d'huile de roquette
- 30 ml d'hydrolat d'ylang-ylang

1. Mélangez le savon liquide et l'huile de roquette à l'aide d'un fouet.
2. Ajoutez l'hydrolat d'ylang-ylang en mélangeant doucement.
3. Transférez dans votre flacon.
4. Massez soigneusement l'ensemble du cuir chevelu avec le shampoing, et laissez agir quelques instants avant de rincer.

ASTUCE

Vous pouvez remplacer le savon de Castille par une autre base lavante neutre.

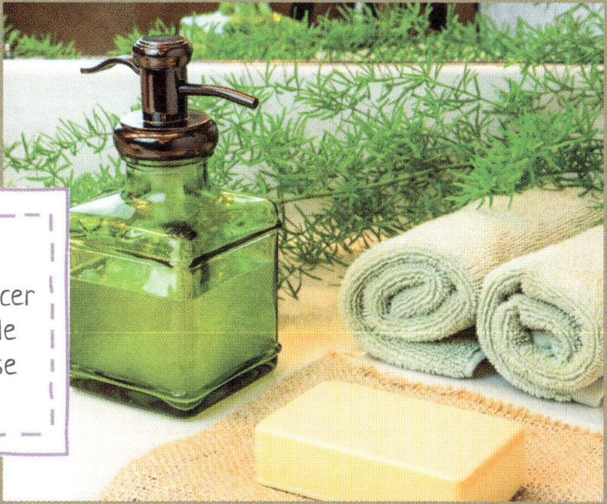

LOTION CAPILLAIRE

La chute de cheveux post-grossesse est fréquente, mais vous pouvez la freiner en privilégiant une recette à base d'ingrédients naturels et des massages du cuir chevelu pour stimuler la circulation sanguine.

Les huiles végétales seront vos meilleures alliées pour booster le métabolisme des cellules, nourrir et hydrater les cheveux.

N'hésitez donc pas à chouchouter votre chevelure avant le shampoing avec ce soin capillaire bénéfique !

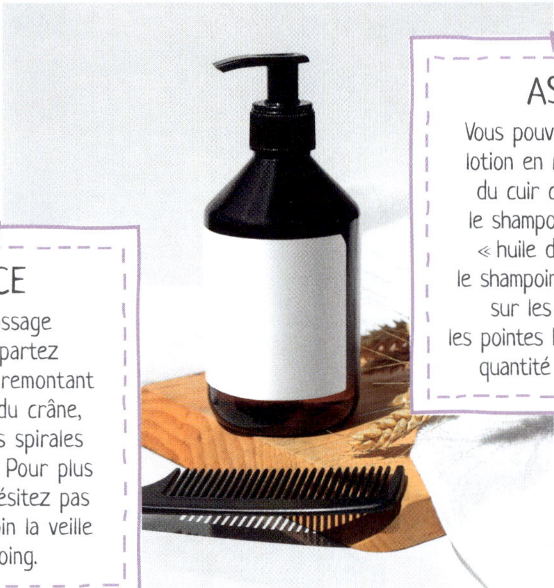

ASTUCE

Vous pouvez utiliser votre lotion en rituel « massage du cuir chevelu » avant le shampoing ou en rituel « huile de soin » après le shampoing, en l'appliquant sur les longueurs et les pointes humides, en petite quantité et sans rincer.

ASTUCE

Pour un massage bienfaisant, partez de la nuque en remontant jusqu'en haut du crâne, en formant des spirales avec les doigts. Pour plus d'efficacité, n'hésitez pas à réaliser ce soin la veille du shampoing.

Recette et application

Ingrédients

- 60 ml d'hydrolat de bay saint Thomas
- 15 ml d'huile de germe de blé
- 15 ml d'huile de moutarde

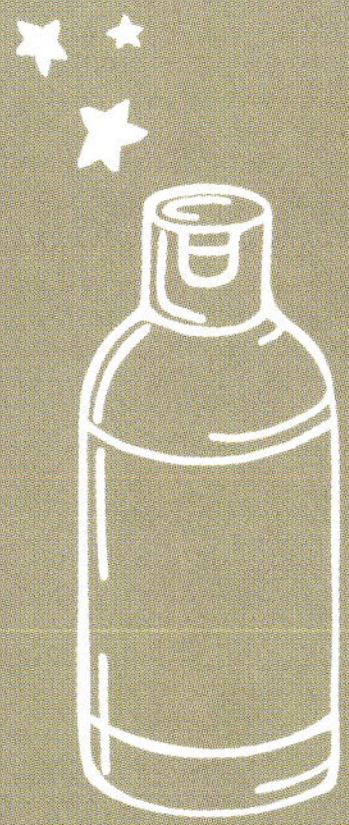

1. Versez les ingrédients directement dans un vaporisateur.
2. Fermez le flacon et agitez. C'est prêt !
3. Secouez toujours la lotion avant utilisation.
4. Appliquez le mélange en friction du bout des doigts sur le cuir chevelu et offrez-vous un massage de quelques minutes. Puis laissez agir environ 15 min avant de faire un shampoing doux.

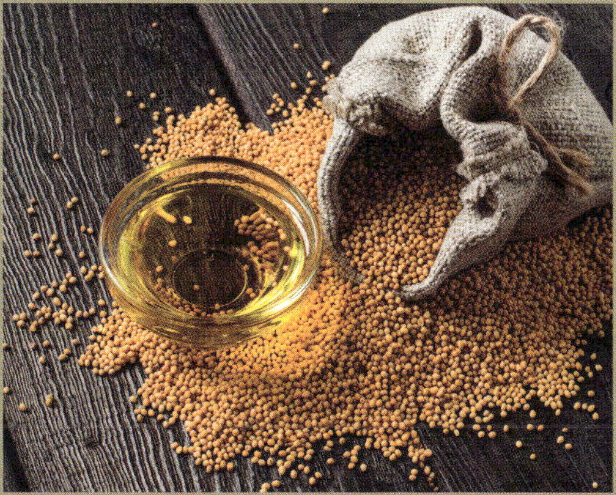

BAUME FERMETÉ POUR LA POITRINE

Durant la grossesse, la poitrine subit de nombreuses modifications. L'afflux hormonal donne du volume aux canaux et aux glandes mammaires afin de préparer les seins à l'allaitement. Il est donc prudent de préserver la fermeté de votre poitrine en lui accordant des soins adaptés.

Le beurre végétal de kokum fait merveille sur les peaux marquées par le relâchement cutané et les vergetures, tandis que l'huile végétale de fenugrec et le macérat huileux de pâquerettes sont réputés pour leur effet tenseur et tonifiant.

Gardez un joli décolleté galbé en préparant ce soin ultrasimple qui va hydrater votre peau et procurer un effet raffermissant, indispensable pour lutter contre le relâchement de la poitrine.

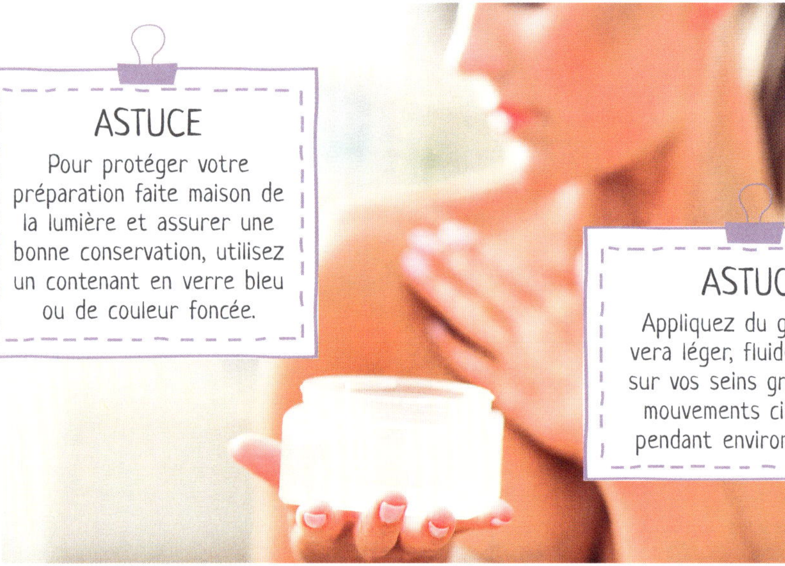

ASTUCE

Pour protéger votre préparation faite maison de la lumière et assurer une bonne conservation, utilisez un contenant en verre bleu ou de couleur foncée.

ASTUCE

Appliquez du gel d'aloe vera léger, fluide et frais sur vos seins grâce à des mouvements circulaires pendant environ 10 min !

Recette et application

Ingrédients

- 30 ml de beurre végétal de kokum
- 15 ml d'huile de fenugrec
- 15 ml de macérat huileux de pâquerettes
- 5 gouttes de vitamine E

1. Laissez fondre au bain-marie le beurre de kokum.
2. Hors du feu, ajoutez l'huile de fenugrec et le macérat huileux de pâquerettes.
3. Mélangez et transvasez la préparation dans un pot que vous placerez au congélateur environ 10 min.
4. Lorsque la préparation commence à s'opacifier, retirez-la du froid et mélangez-la de nouveau pour obtenir une pâte lisse et onctueuse.
5. Appliquez au quotidien une noix de ce baume tonifiant en effectuant des mouvements circulaires sur l'ensemble du buste.

Stockez à l'abri de la lumière et de la chaleur.

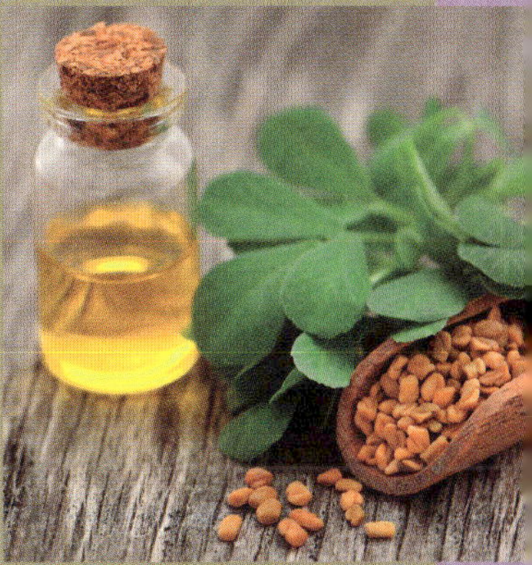

SOIN MAMELONS SPÉCIAL ALLAITEMENT

L'allaitement, c'est tout un art !

Au début des tétées, le nouveau-né crée une pression sur les mamelons qui deviennent plus sensibles et parfois douloureux. Les séances d'allaitement sont souvent longues et rapprochées. Les mamelons, humidifiés tout au long des tétées, ont alors tendance à sécher et à s'abîmer.

Il est donc vivement conseillé de les hydrater régulièrement pour les apaiser et les protéger des fissures.

Profitez du bonheur d'allaiter votre bébé grâce à votre soin réparateur naturel pour mamelons ! Aux vertus calmantes, il apaise le feu cutané, régénère et protège la peau.

ASTUCE

À partir du 8e mois de grossesse, massez le bout des seins avec de l'huile d'amande douce pour donner une meilleure élasticité à vos mamelons et les préparer à l'allaitement.

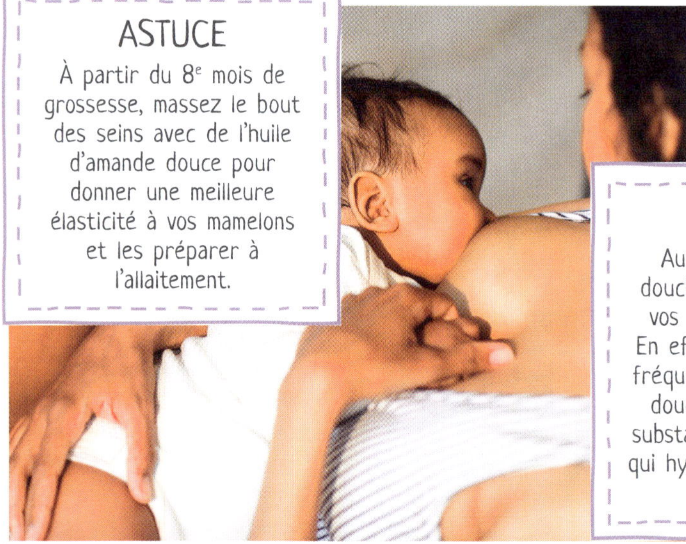

ASTUCE

Au moment de votre douche, lavez simplement vos seins à l'eau claire. En effet, l'utilisation trop fréquente de savon et gel douche peut retirer la substance grasse naturelle qui hydrate et protège vos mamelons.

Recette et application

Ingrédients

- 20 g de beurre de karité
- 28 ml d'huile d'amande douce
- 3 ml de glycérine végétale bio

1. Dans un bol, faites fondre le beurre de karité au bain-marie. Retirez du feu.
2. Versez l'huile puis la glycérine et mélangez entre chaque ajout.
3. Placez la préparation au congélateur plusieurs minutes et retirez-la lorsqu'elle commence à s'opacifier. Mélangez-la de nouveau pour obtenir une pâte lisse et onctueuse.
4. Transférez la préparation dans un contenant.
5. Tamponnez doucement vos mamelons avec une serviette entre deux séances d'allaitement ou laissez-les sécher à l'air libre.
6. Appliquez cette préparation très douce directement en couche épaisse sur le mamelon puis, à la prochaine tétée, retirez délicatement la crème avec un peu d'eau.

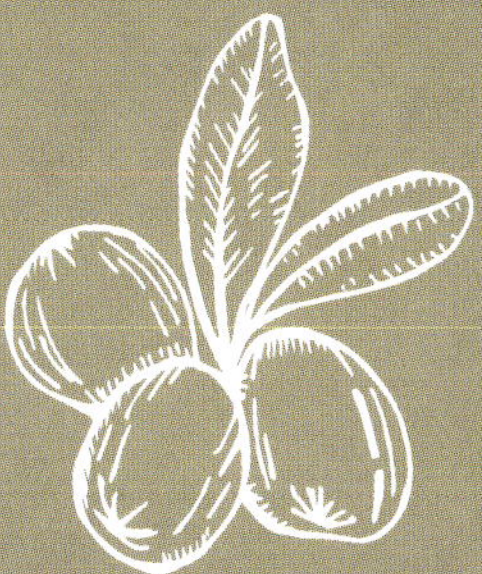

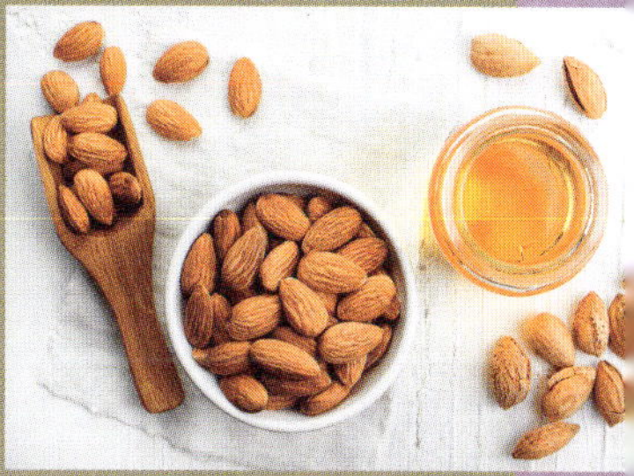

MASQUE VISAGE BONNE MINE

Les bouleversements de la gestation ont tendance à rendre la peau plus réactive et sensible. Surviennent parfois des petits boutons, une sécheresse cutanée ou des taches brunes liées à une surproduction de mélanine.

Il n'est pas toujours facile de trouver un masque adapté aux femmes enceintes, sans huiles essentielles ni parabènes. Cette recette simple et économique, à base d'argile et de macérat huileux de carotte, va stimuler la circulation sanguine, régénérer les cellules, tonifier la peau et redonner bonne mine.

Le masque à l'argile violette, à la couleur apaisante du rêve, assouplit les peaux sèches tout en douceur et apporte hydratation, relaxation et luminosité à votre peau.

ASTUCE

Après votre masque, le gel d'aloe vera permet une bonne hydratation de la peau pour éviter le masque de grossesse.

ASTUCE

Si vous préférez l'argile rouge, elle est aussi très appréciée des peaux sensibles, sèches et réactives, et favorise également la microcirculation sanguine pour un teint éclatant.

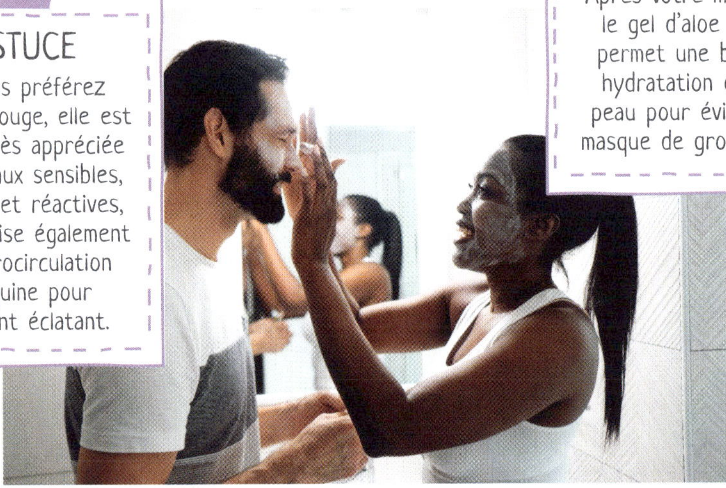

Recette et application

Ingrédients

- 2 c. à s. d'argile violette
- 1 c. à s. d'eau florale de citron pour rendre le teint frais, lumineux tout en resserrant les pores (facultatif)
- 1 c. à s. de macérat huileux de carotte
- Un peu d'eau minérale
- Quelques gouttes d'hydrolat de rose ou de fleur d'oranger

1. Mélangez les ingrédients dans un bol jusqu'à obtenir une pâte homogène et onctueuse.
2. Appliquez votre préparation sans attendre et laissez poser 10 min.
3. Rincez avec une éponge ou un gant d'eau tiède pour que l'argile se décolle bien.
4. Vous pouvez terminer en douceur avec un hydrolat de rose ou de fleur d'oranger.

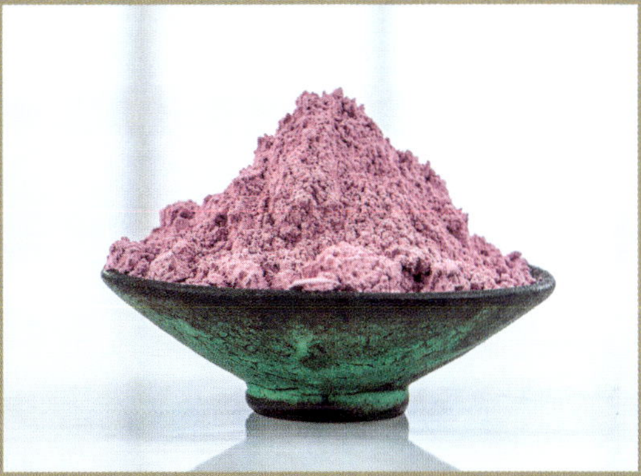

BAUME CICATRISANT ANTIVERGETURES

Durant la grossesse, le corps fait l'objet de toute votre attention, mais l'apparition de vergetures reste fréquente, car certaines zones corporelles sont sujettes à un étirement important.

La variation rapide de poids cause des tiraillements du derme sur le ventre, les seins, les hanches ou les cuisses. Heureusement, les corps gras à base d'huiles et de beurres végétaux sont de merveilleux réparateurs et garantissent une bonne élasticité cutanée.

Apaisant et cicatrisant, ce soin va nourrir intensément votre peau malmenée par la prise de poids et atténuer les vergetures !

ASTUCE

Une huile végétale de coco vierge, à la texture riche et fine, peut également être appliquée sur le ventre et les cuisses ou être intégrée dans votre recette à la place de l'huile de macadamia.

ASTUCE

Pour un soin riche et voluptueux, transformez la recette en beurre fouetté nourrissant ! Fouettez au batteur électrique les ingrédients, préalablement mélangés pendant 5 min, pour obtenir une texture aérienne.

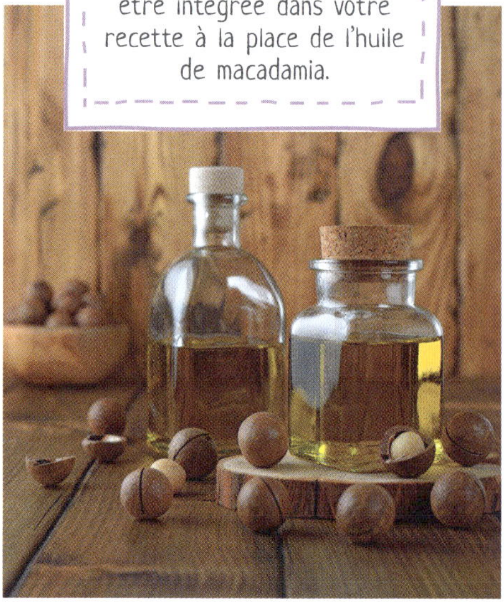

Recette et application

Ingrédients

- 50 g de beurre de karité
- 20 ml de gel d'aloe vera
- 20 ml d'huile de macadamia
- 10 ml d'huile végétale de rose musquée
- 5 gouttes de vitamine E

1. Chauffez le beurre de karité au bain-marie pour le rendre liquide.
2. Hors du feu, ajoutez le gel, puis les huiles végétales en fouettant doucement afin d'obtenir un mélange homogène.
3. Placez votre préparation environ 1 h au réfrigérateur.
4. Ajoutez la vitamine E et mélangez. C'est prêt ! Versez dans un pot et fermez.
5. Massez quotidiennement la peau sur toutes les zones sujettes à l'apparition de vergetures.

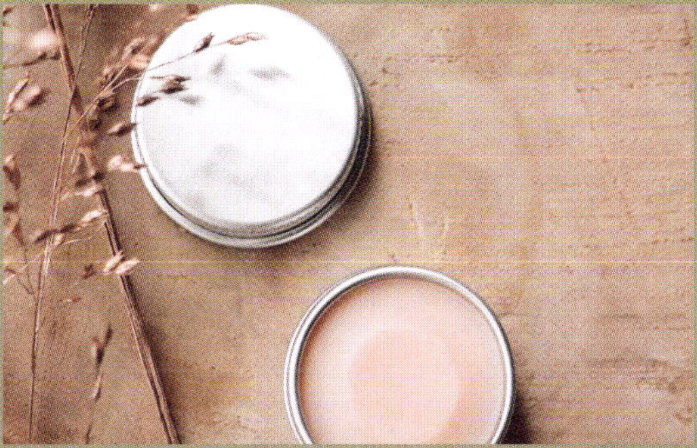

BAUME FONDANT VISAGE ET CORPS

Quoi de plus indispensable qu'un baume visage et corps qui s'utilise quotidiennement, s'adapte à tous les types de peau, et s'emporte partout ?

Ce baume naturel nourrissant, apaisant et protecteur, prend soin des peaux les plus fragiles et offre une consistance très facile à étaler.

ASTUCE

Si vous trouvez que la crème laisse un léger film huileux sur la peau, n'hésitez pas à ajouter une pincée de fécule de maïs pour atténuer son toucher gras.

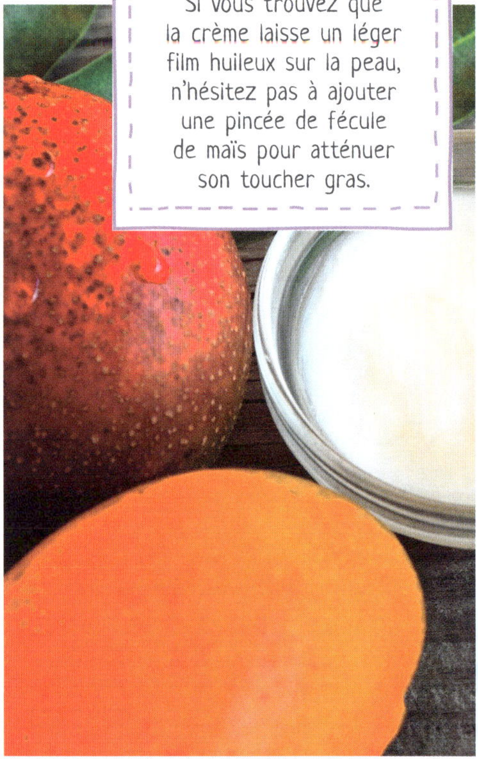

ASTUCE

Optez pour une texture chantilly en fouettant les ingrédients à l'aide d'un batteur électrique, et obtenez une mousse aérienne facile à étaler ! Si votre chantilly a du mal à prendre, mettez votre récipient une dizaine de minutes au réfrigérateur avant de fouetter la préparation, la prise devrait être plus facile et rapide.

Recette et application

Ingrédients

- 20 g de beurre de karité
- 20 g de beurre de mangue
- 35 ml d'huile végétale d'amande douce
- 20 gouttes de fragrance cosmétique naturelle fleur de vanille

1. Dans un bol, faites fondre le beurre de karité et le beurre de mangue au bain-marie.
2. Hors du feu, ajoutez l'huile végétale d'amande douce. Battez avec un mini-fouet jusqu'à obtenir un mélange homogène.
3. Placez la préparation au réfrigérateur pendant environ 10 min puis ajoutez la fragrance naturelle et mélangez.
4. Coulez le baume dans son pot. Laissez-le encore refroidir quelques heures avant de pouvoir l'utiliser.
5. Prenez le temps de masser et chouchouter votre peau avec ce baume à l'odeur fine pour activer le renouvellement cellulaire des tissus.
6. Faites-en fondre une noisette entre vos doigts et appliquez doucement sur une peau fraiche ou humide deux fois par jour.

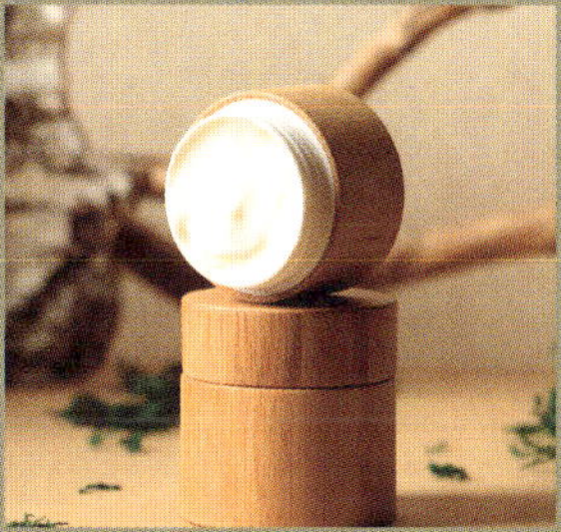

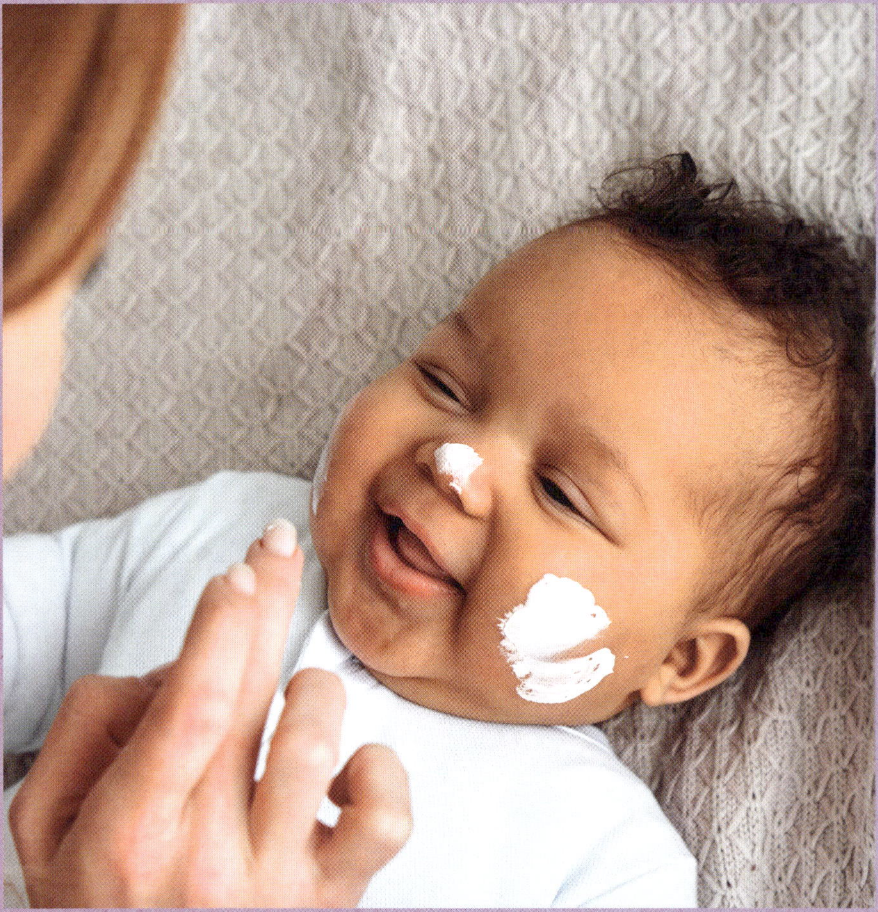

L'ESSENTIEL pour ma PEAU de bébé

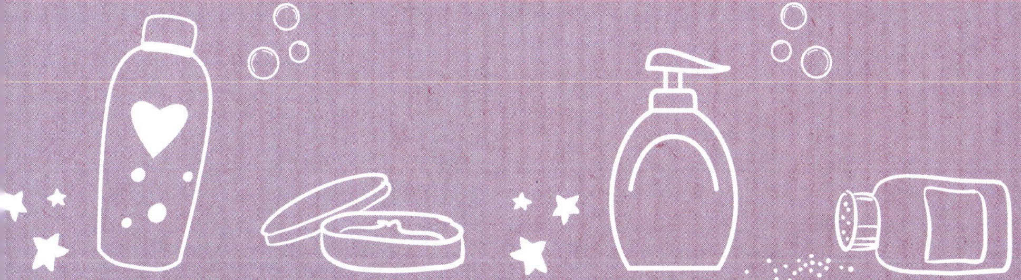

LINIMENT DOUX

Le saviez-vous ? Il est possible de fabriquer son liniment soi-même !

Ce produit miracle va prévenir les fesses rouges et, après l'application d'une eau lavante, va nettoyer votre bébé tout en douceur en laissant un film isolant protecteur contre les frottements de la couche. Le liniment doux est à utiliser quotidiennement pour le change, la toilette du tout-petit ou pour débarbouiller son visage après le goûter.

Le liniment doux sait tout faire… même démaquiller maman !

Voici une recette 100 % naturelle qui trouvera rapidement sa place près de votre table à langer.

ASTUCE

Pour apporter une note florale rafraîchissante à votre liniment, ajoutez à votre recette 1 c. à c. d'hydrolat de rose, de bleuet, de lavande ou de fleur d'oranger !

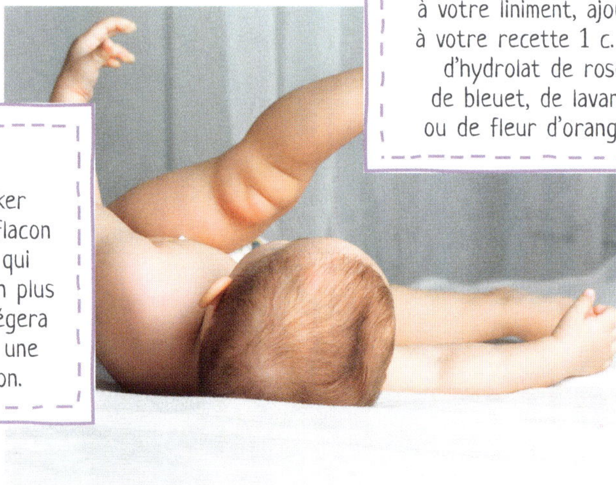

ASTUCE

Vous pouvez stocker le liniment dans un flacon pompe et opaque qui rendra son utilisation plus pratique et le protégera de la lumière pour une bonne conservation.

RECETTE ET APPLICATION

INGRÉDIENTS

- 120 ml d'huile d'olive vierge, de calendula, d'amande douce ou d'argan
- 120 ml d'eau de chaux
- 5 g de cire d'abeille
- 6 gouttes d'extrait de pépins de pamplemousse

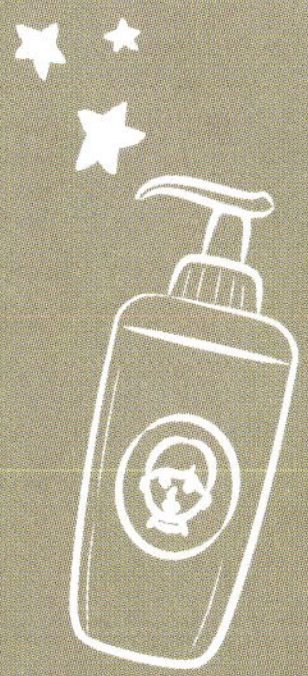

1. Faites fondre la cire d'abeille au bain-marie dans l'huile d'olive.
2. Retirez du feu et ajoutez lentement l'eau de chaux.
3. Fouettez la préparation jusqu'à obtenir un mélange homogène et refroidi.
4. Ajoutez l'extrait de pépins de pamplemousse et mélangez à nouveau.
5. À l'aide d'un entonnoir, versez le liniment dans le flacon. C'est prêt !
6. Secouez le flacon avant chaque utilisation pour obtenir un mélange homogène.
7. Versez un peu de liniment sur un carré de coton (ou directement dans votre paume), puis appliquez simplement le produit sur les fesses de bébé avant de lui mettre une couche propre.

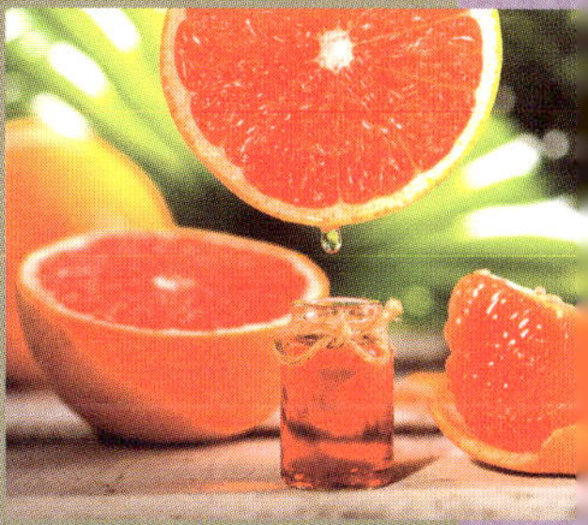

EAU NETTOYANTE SANS RINÇAGE

L'eau nettoyante pour bébé est une lotion à emporter partout pour débarbouiller les différentes zones du corps des tout-petits et à utiliser lors des changes légers.

Bien pratique pour faire une toilette de chat, elle parfume délicatement la peau de votre bébé de son odeur fraîche !

L'eau nettoyante faite maison n'a pas de parfum de synthèse, elle n'est pas allergisante ni agressive pour la peau fragile de bébé.

ASTUCE

Utilisez des carrés de micro-éponge de coton bio ou des lingettes lavables pour bébé en Tencel ou en bambou.

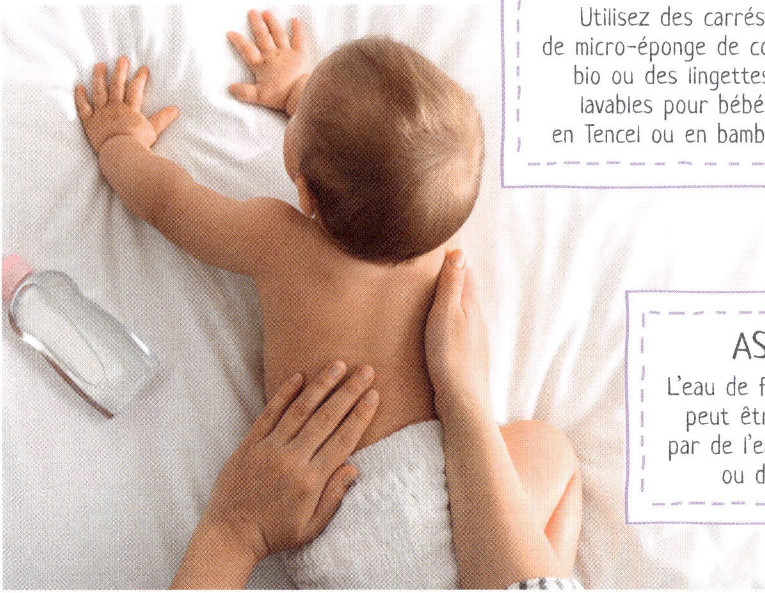

ASTUCE

L'eau de fleur d'oranger peut être remplacée par de l'eau d'hamamélis ou de bleuet.

Recette et application

Ingrédients

- 200 ml d'eau minérale
- 100 ml d'eau de fleur d'oranger
- 8 ml d'huile végétale de calendula
- 15 gouttes d'extrait de pépins de pamplemousse

1. Mettez l'ensemble des ingrédients directement dans un flacon.
2. Fermez le flacon et agitez.
3. Mélangez votre eau nettoyante pour bébé faite maison avant chaque utilisation.
4. Imbibez un coton ou une lingette lavable puis passez délicatement sur la peau.

Stockez votre flacon à l'abri de la lumière et de la chaleur ou utilisez un contenant opaque.

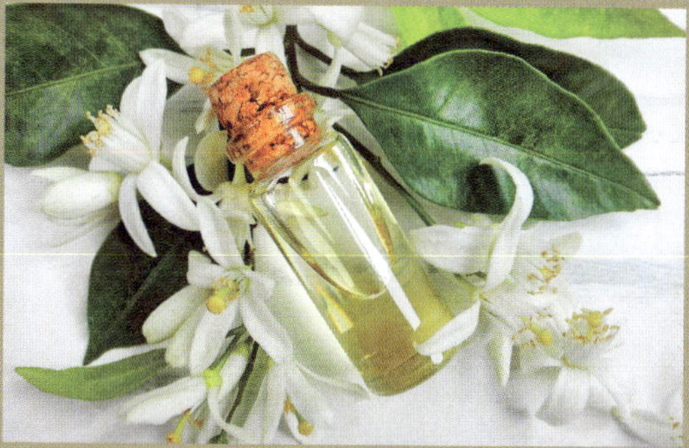

TALC NATUREL POUR BÉBÉ

La poudre de talc est conçue pour absorber l'humidité et protéger la peau fragile de bébé. Le talc naturel fait maison va vraiment rendre la peau soyeuse, l'adoucir, calmer les irritations et les rougeurs.

Cette recette de talc naturel à base d'argile blanche et d'arrow-root est très facile à réaliser.

Cela donne une poudre aux propriétés absorbantes, naturellement riche en sels minéraux, idéale pour éviter les irritations notamment sur les fesses de bébé, car l'argile neutralise les substances acides dans l'urine et les selles.

ASTUCE

Vous pouvez aussi utiliser votre talc après un rasage ou une épilation pour éviter l'apparition de boutons, ou encore comme déodorant ou antitranspirant dans les chaussures !

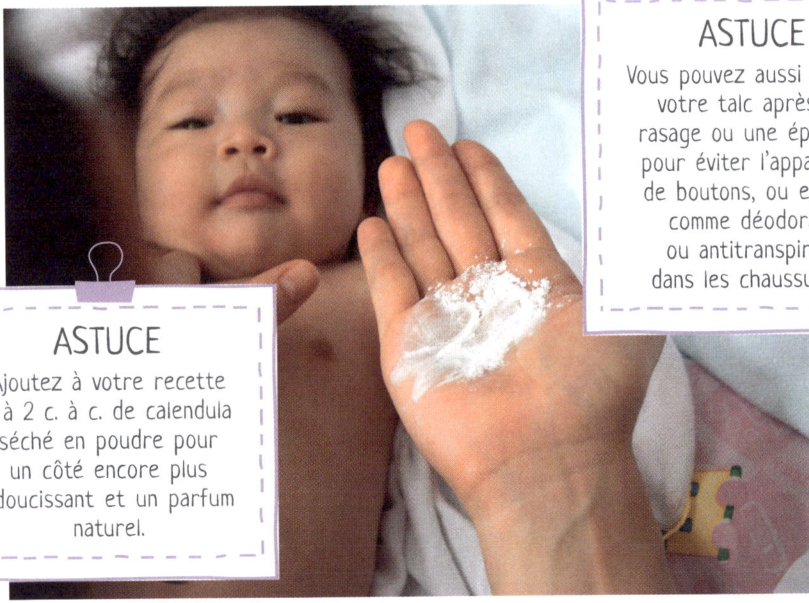

ASTUCE

Ajoutez à votre recette 1 à 2 c. à c. de calendula séché en poudre pour un côté encore plus adoucissant et un parfum naturel.

Recette et application

Ingrédients

- 100 g de fécule d'arrow-root, très fine et légère
- 50 g d'argile blanche (ou kaolin)

① Mélangez ces deux ingrédients et obtenez une belle poudre à utiliser après le bain ou la toilette de bébé, lorsque la peau présente un excès d'humidité.

Le talc fait maison apporte un toucher doux et soyeux à la peau. Il suffit de verser la préparation dans un récipient percé de type salière ou de faire des trous dans un couvercle.

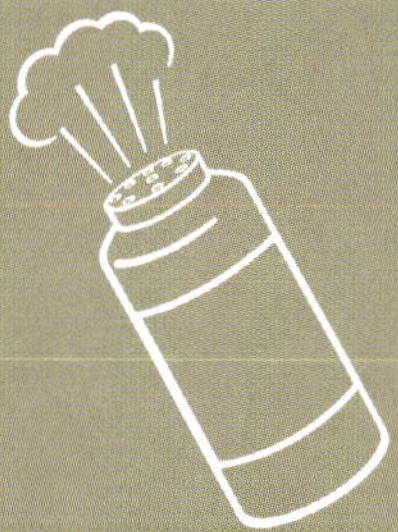

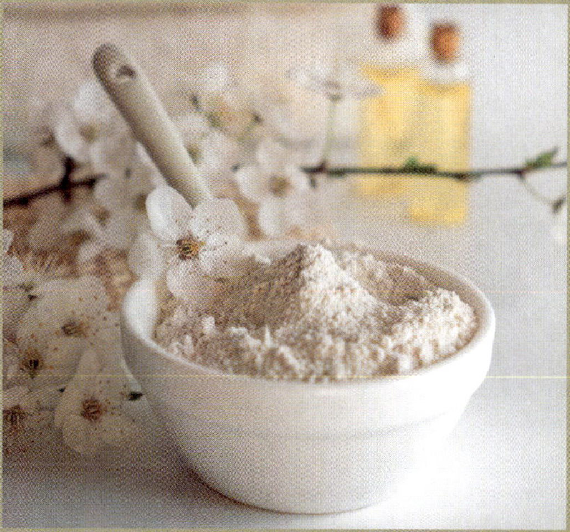

BEURRE FOUETTÉ HYDRATANT

Continuez à choyer votre bébé en réalisant facilement ce beurre fouetté 100 % naturel pour hydrater et nourrir sa peau de pêche.

Riche en beurre, spécialement formulé pour les bébés et les jeunes enfants, ce baume va protéger et apaiser les peaux les plus fragiles. Il est aussi idéal pour les femmes enceintes ou allaitantes.

ASTUCE

Vous pouvez remplacer le beurre de mangue par du beurre de karité ou du beurre d'argan, également adaptés pour les bébés.

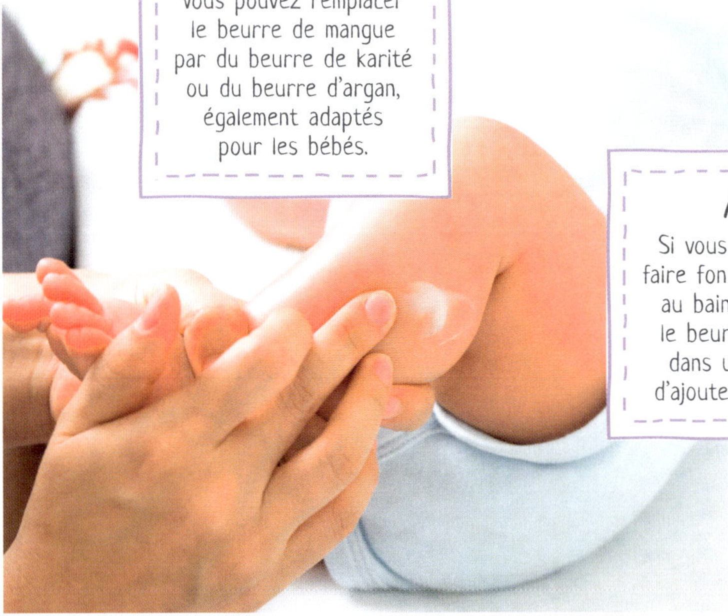

ASTUCE

Si vous préférez ne pas faire fondre les ingrédients au bain-marie, mélangez le beurre et le macérat dans un mortier avant d'ajouter le conservateur.

Recette et application

Ingrédients

- 50 g de beurre de mangue bio
- 60 ml de macérat de calendula
- 4 gouttes de vitamine E

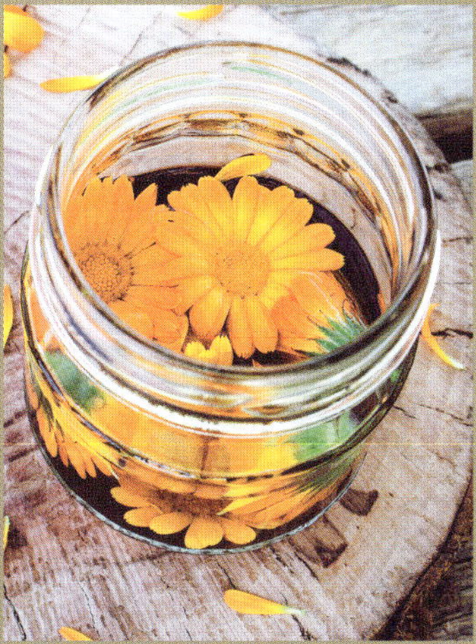

1. Faites fondre le beurre de mangue à feu doux au bain-marie.
2. Hors du feu, ajoutez le macérat de calendula.
3. Mélangez à l'aide de votre fouet cosmétique et ajoutez la vitamine E.
4. Placez le récipient environ 15 min au réfrigérateur.
5. À l'aide d'un batteur électrique, fouettez la préparation pour obtenir une texture voluptueuse et aérienne.
6. Transférez le soin dans un pot propre et hermétique.
7. Prélevez une noisette de beurre que vous frictionnez dans la paume de vos mains avant de l'appliquer sur le corps de votre enfant par de légers mouvements circulaires.

À conserver au sec, à l'abri de la chaleur et de la lumière.

BAUME POUR LES PETITS BOBOS

Bleu, coup, bosse ! Bien souvent, les petits bobos du quotidien sont sans gravité, mais nécessitent quelques soins pour rassurer notre bout de chou, éviter les hématomes et soulager la douleur.

Pour apaiser notre aventurier en herbe, voici un baume multifonction, un indispensable dans votre trousse de change pour ses propriétés réparatrices, cicatrisantes et régénérantes de la peau.

ASTUCE

Il est possible d'ajouter à votre préparation 2 ou 3 gouttes d'huile essentielle de lavande vraie, cicatrisante, ou d'hélichryse italienne, efficace contre les hématomes.

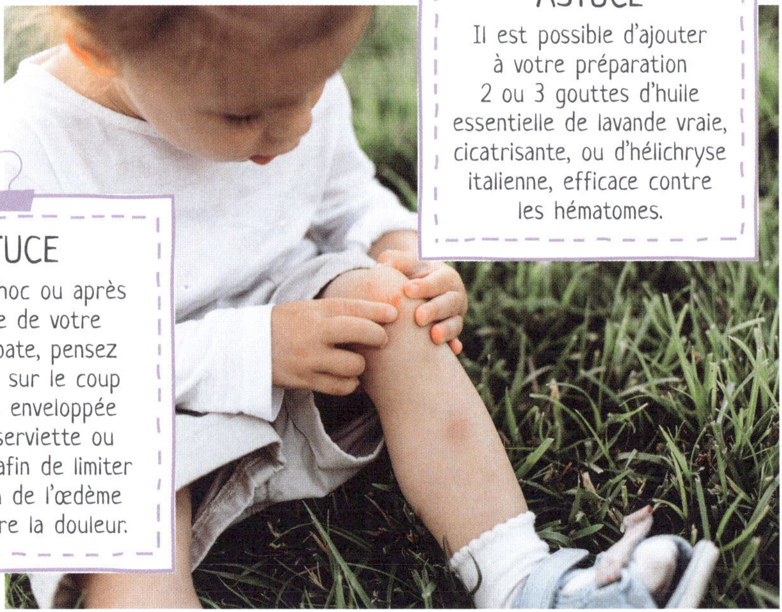

ASTUCE

Lors d'un choc ou après une chute de votre petit acrobate, pensez à appliquer sur le coup de la glace enveloppée dans une serviette ou un torchon afin de limiter l'installation de l'œdème et de réduire la douleur.

Recette et application

Ingrédients

- 60 g de beurre de karité
- 3 g de cire d'abeille jaune
- 20 ml de macérat d'arnica

1. Faites fondre les ingrédients au bain-marie, mélangez et laissez refroidir.
2. Désinfectez préalablement la peau si besoin.
3. Après le bisou magique, appliquez directement sur la peau et massez doucement.

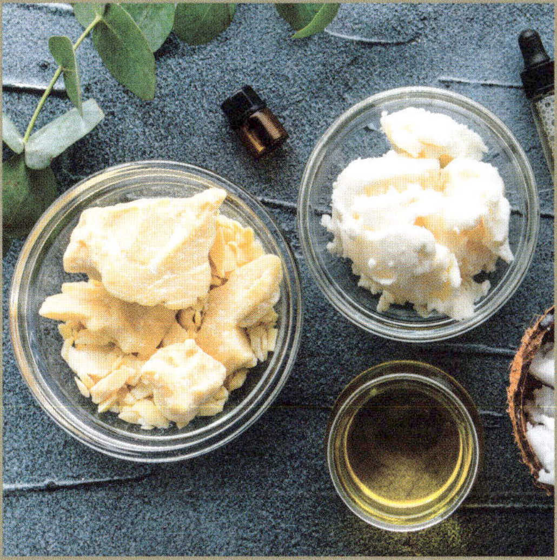

HUILE DE MASSAGE

Dès les premières semaines, choisissez un moment calme pendant lequel votre enfant est éveillé et détendu, par exemple après le bain ou avant le dodo, pour le masser.

Les massages ont un effet positif sur le sommeil des nourrissons. Masser le ventre de son bébé avec une huile naturelle permet de soulager les troubles digestifs qui surviennent souvent les premières semaines après la naissance. Masser ses bras, ses jambes et ses pieds aide à son bien-être, à sa motricité et stimule son développement.

Apaisante et émolliente, l'huile de massage au calendula va relaxer votre tout-petit. Voici une recette ultrafacile et peu coûteuse, sans substances nocives.

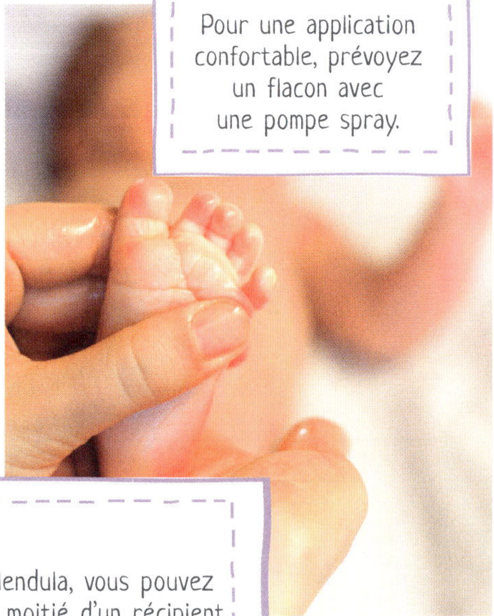

ASTUCE

Pour une application confortable, prévoyez un flacon avec une pompe spray.

ASTUCE

Si vous n'avez pas de macérat de calendula, vous pouvez le fabriquer vous-même. Remplissez la moitié d'un récipient en verre avec des fleurs séchées de calendula. Recouvrez tous les pétales avec une bonne huile de tournesol, d'amande douce, d'avocat ou de sésame et posez le bocal à l'abri de la lumière durant 3 semaines. Passé ce temps, filtrez la préparation à l'aide d'une passoire ou d'un tamis tout en appuyant sur les fleurs pour bien drainer le jus et récupérer le macérat.

Recette et application

Ingrédients

- 20 ml de macérat huileux de calendula
- 20 ml d'huile végétale de cameline
- 10 ml d'huile végétale d'olive (ou d'argan)

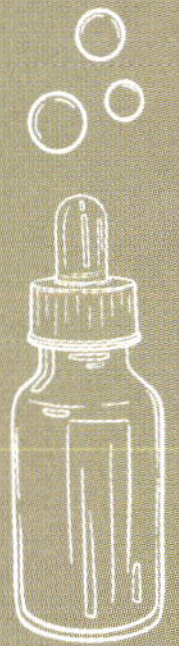

① Versez les ingrédients dans un flacon puis secouez.

② Agitez le flacon avant chaque utilisation.

Profitez d'un moment agréable avec votre bébé pour un massage doux sur peau sèche ou humide. Après trois pressions d'huile de massage dans la main, faites des mouvements délicats une petite dizaine de minutes sur le corps de bébé.

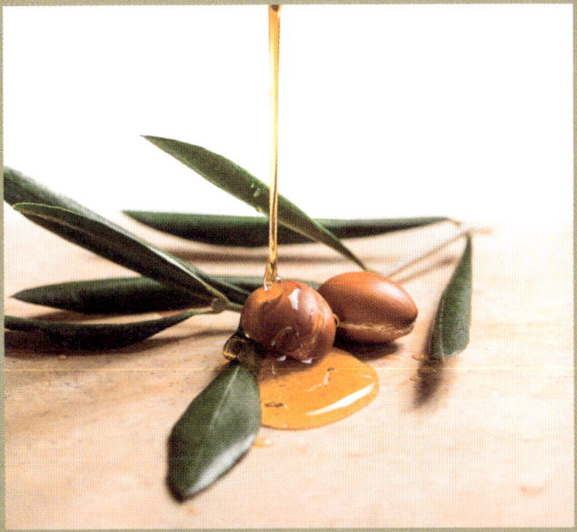

GEL LAVANT

Synonyme de douceur, le bain de bébé est un moment à privilégier. Appliqué quotidiennement sur la peau fragile des tout-petits dès la naissance, le gel lavant est un indispensable.

Comment préparer son gel lavant naturel pour la peau toute douce de bébé ?

Voici une recette maison très facile, écologique et économique à utiliser tous les jours.

ASTUCE

Vous pouvez remplacer l'eau florale par quelques gouttes de fragrance cosmétique.

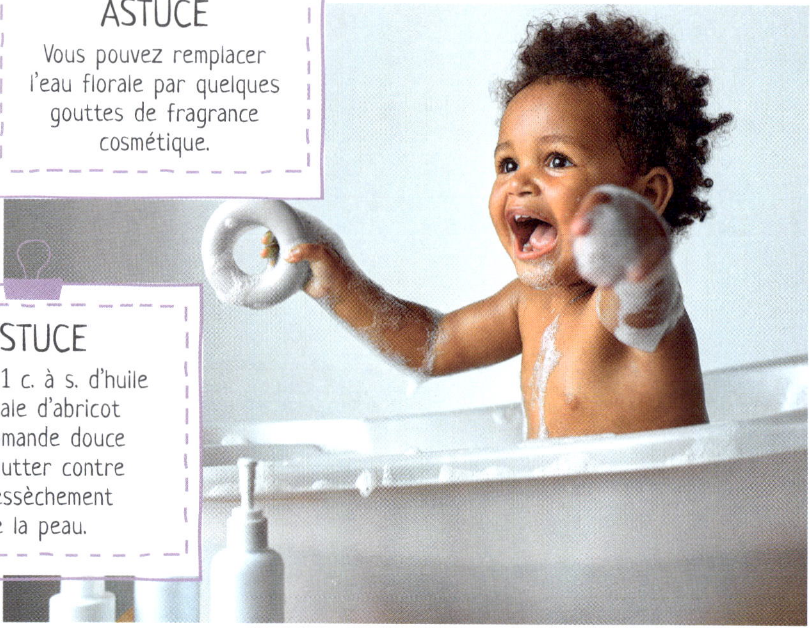

ASTUCE

Ajoutez 1 c. à s. d'huile végétale d'abricot ou d'amande douce pour lutter contre le dessèchement de la peau.

Recette et application

Ingrédients

- 50 ml de base lavante neutre bio
- 100 ml d'eau minérale
- 2 c. à s. d'eau florale de fleur d'oranger
- ½ c. à c. d'argile blanche
- 4 ml de leucidal

① Versez l'eau minérale dans un bol en inox ou en verre.

② Incorporez le reste des ingrédients en mélangeant délicatement entre chaque ajout. Si vous mélangez vigoureusement, votre préparation va mousser et vous aurez de la peine à la couler dans le flacon.

③ Déposez une noisette de gel lavant dans votre main puis faites mousser sur le corps et le cuir chevelu de bébé.

Cette crème lavante corps et cheveux, douce pour la peau, s'utilise quotidiennement lors du bain.

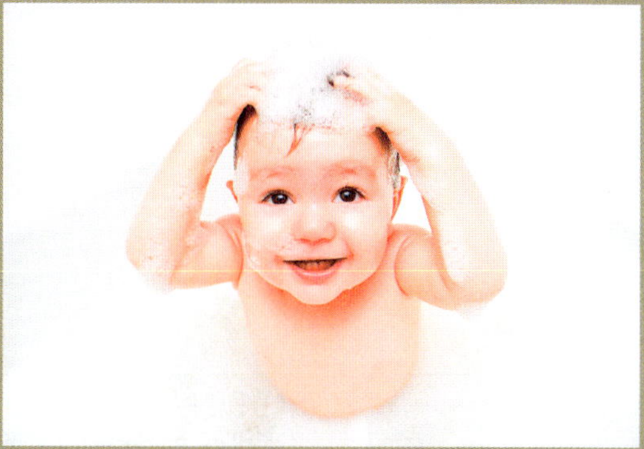

CRÈME DE CHANGE

Préparez votre propre crème de change. Moins épaisse et moins lourde que la plupart, elle contient des ingrédients neutres, sans danger, et soigne les fesses irritées des bébés. L'oxyde de zinc utilisé dans cette recette est purifiant, absorbant et contribue à prévenir l'apparition d'érythèmes fessiers.

Le macérat huileux de calendula et l'hydrolat de camomille sont apaisants et anti-inflammatoires tandis que la cire émulsifiante enveloppera les fesses de votre bébé d'un film protecteur.

Un soin parfait pour protéger et apaiser la peau sensible de bébé dès les premiers jours.

ASTUCE

Vous pouvez ajouter 3 gouttes d'huile essentielle de lavande vraie, très bien tolérée par les enfants et les bébés. Elle sert également de conservateur naturel.

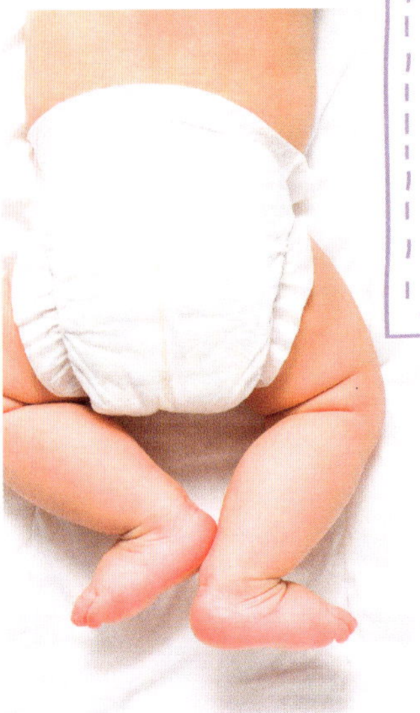

ASTUCE

Si vous désirez une texture moins épaisse, diminuez légèrement la dose d'oxyde de zinc.

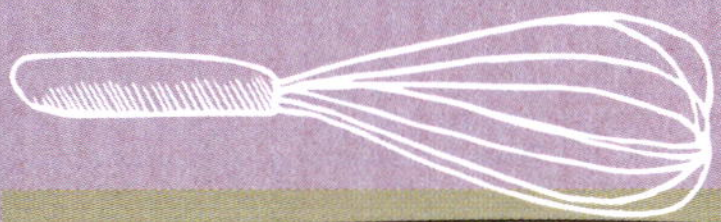

Recette et application

Ingrédients

- 40 ml de macérat huileux de fleurs de calendula
- 30 ml d'hydrolat de fleur de camomille
- 20 g d'oxyde de zinc
- 8 g de cire émulsifiante d'olive ou de cire d'abeille
- 20 gouttes de naticide

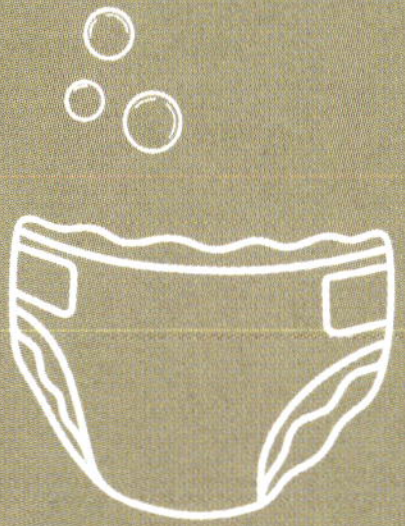

① Mettez la cire émulsifiante et le macérat huileux de calendula dans un bol, et l'hydrolat de camomille dans un autre bol.

② Faites chauffer les deux bols au bain-marie.

③ Lorsque la phase huileuse a fondu et que la phase aqueuse est chaude, versez petit à petit la seconde dans la première tout en remuant vigoureusement avec un fouet.

④ Une fois que l'émulsion est prise, dissolvez l'oxyde de zinc avec très peu d'eau dans un troisième bol, afin d'éviter les grumeaux, avant de l'ajouter à votre crème. L'oxyde de zinc et l'eau vont former une pâte épaisse.

⑤ Terminez ensuite en ajoutant le conservateur.

⑥ Transférez la crème dans un pot ou dans un tube avec une ouverture assez importante.

⑦ Étalez le soin en couche épaisse après le change dès que la peau de bébé est rouge ou irritée (fesses, plis de l'aine et lèvres externes pour les filles).

Surveillez toujours la peau de votre bébé lors de la première application.

COLD CREAM CONTRE LE FROID

La cold cream est très appréciée pour son effet barrière contre l'air glacial et pour garder une peau bien souple et confortable. Le corps, le visage, les mains et les pieds adorent la cold cream qui convient même aux peaux eczémateuses.

C'est une crème idéale pour prendre soin des peaux fragiles, sèches ou abîmées et les protéger des agressions extérieures. Elle chouchoute la peau de toute la famille !

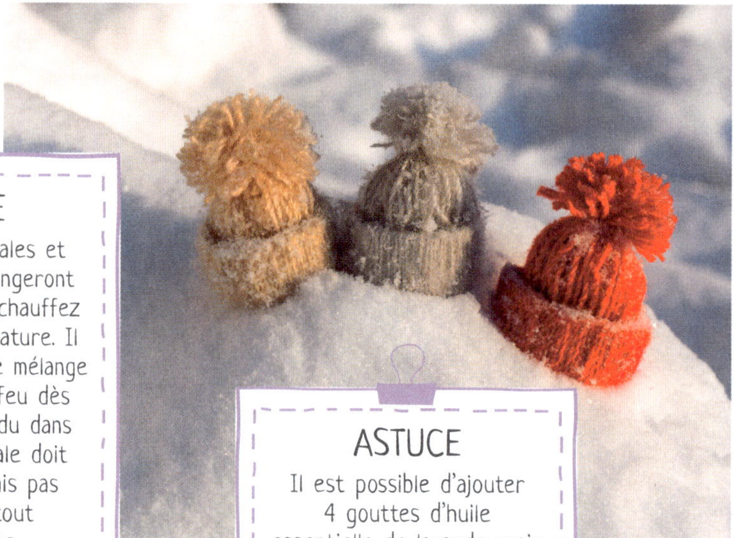

ASTUCE

Les huiles végétales et l'hydrolat se mélangeront mieux si vous les chauffez à la même température. Il suffit de retirer le mélange huile et cire du feu dès que la cire a fondu dans l'huile. L'eau florale doit être chaude, mais pas brûlante, surtout pas bouillante.

ASTUCE

Il est possible d'ajouter 4 gouttes d'huile essentielle de lavande vraie ou de géranium Bourbon, bonnes pour la peau !

Recette et application

Ingrédients

- 30 ml d'huile végétale d'amande douce ou de noyau d'abricot
- 5 ml d'huile végétale de coco extra-vierge
- 15 ml d'hydrolat de rose bio
- 5 g de cire d'abeille
- 6 gouttes de vitamine E

1. Faites fondre les huiles végétales et la cire d'abeille au bain-marie.
2. Chauffez doucement l'eau florale dans un autre bol.
3. Une fois les deux phases à la même température, retirez-les du feu et versez progressivement l'eau florale dans le mélange cire et huile, en fouettant bien pour obtenir une émulsion homogène et épaisse. Petit à petit, la crème se forme.
4. Laissez tiédir, incorporez la vitamine E et transvasez dans un pot propre et stérilisé.
5. Profitez de votre crème en l'appliquant autant que vous voulez et quand vous le souhaitez. De préférence, utilisez une petite spatule pour prélever le produit sans contaminer la crème.

Gardez votre préparation à l'abri de la chaleur et de la lumière à température ambiante.

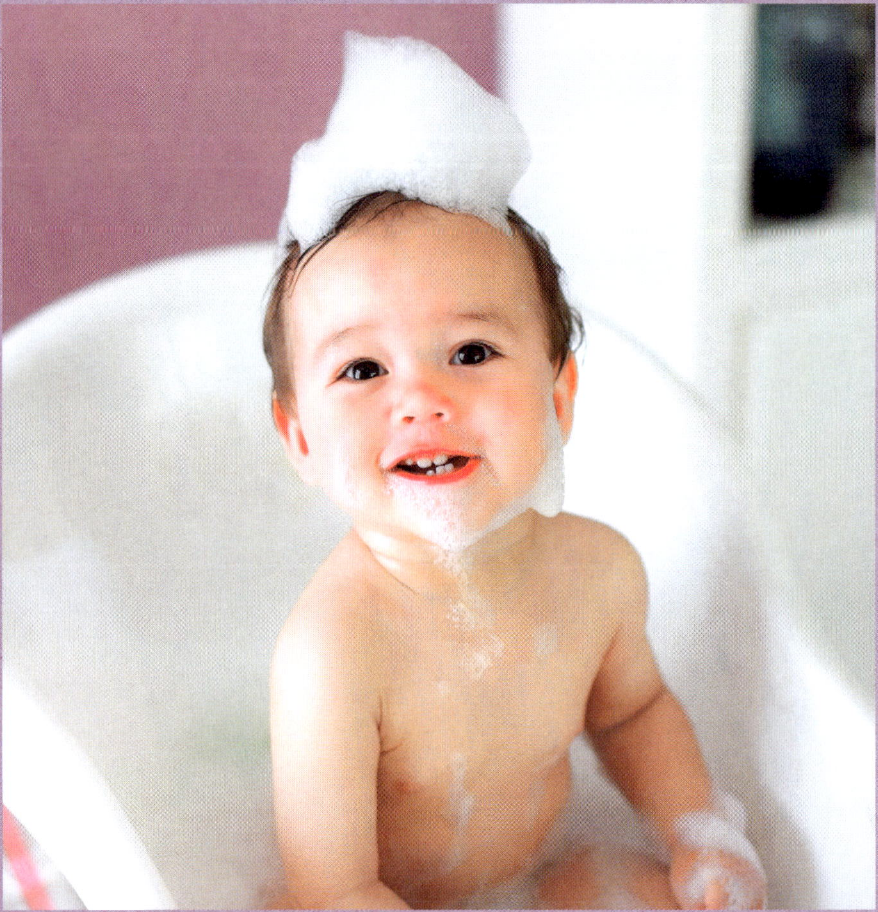

L'ESSENTIEL pour mes CHEVEUX et mes DENTS de bébé

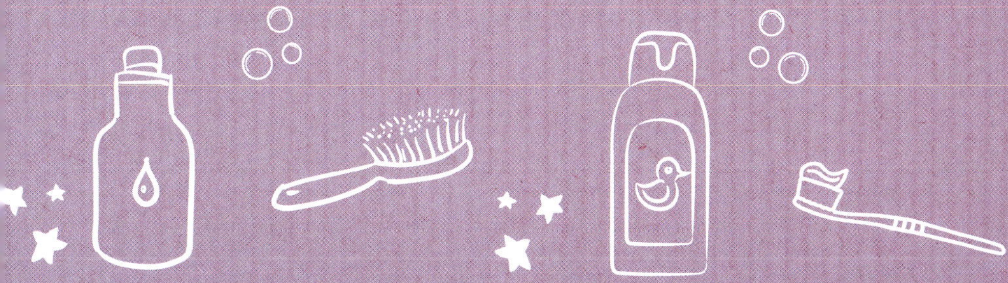

SHAMPOING POUR BÉBÉ

Fabriquer votre shampoing va vous permettre de sélectionner scrupuleusement les composants et de faire des économies.

Ce shampoing pour bébé et enfant, sain pour la peau, mais aussi pour l'environnement, est un deux en un pratique, facile à faire et nécessitant peu d'ingrédients.

Il hydrate la peau des tout-petits. Comme les bébés transpirent beaucoup par la tête, un shampoing quotidien leur fait du bien.

ASTUCE

Vous pouvez remplacer la fragrance par quelques gouttes d'huile essentielle de camomille ou de lavande, très bien tolérées chez les bébés dès 4 mois et les jeunes enfants.

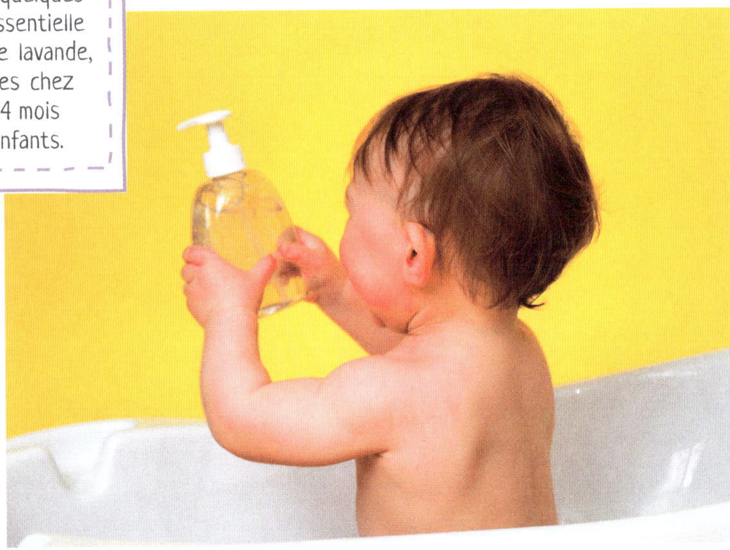

Recette et application

Ingrédients

- 400 ml de savon de Castille liquide
- 2 c. à s. d'huile vierge de noix de coco
- 4 gouttes d'huile essentielle de camomille
- Un peu d'eau minérale pour compléter la bouteille de 500 ml

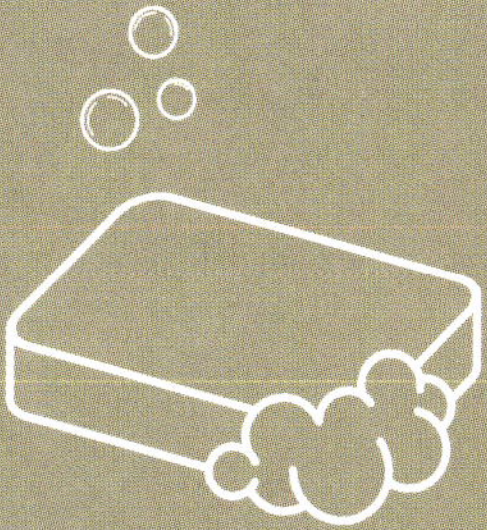

① Dans un récipient, versez le savon de Castille.

② Ajoutez l'huile de noix de coco un petit peu chauffée, l'huile essentielle et mélangez au mini-fouet.

③ Transvasez la préparation dans le contenant et complétez avec l'eau minérale. Agitez vigoureusement.

Si vous êtes en déplacement, posez bébé sur la table à langer et utilisez une petite bassine pour le shampoing.

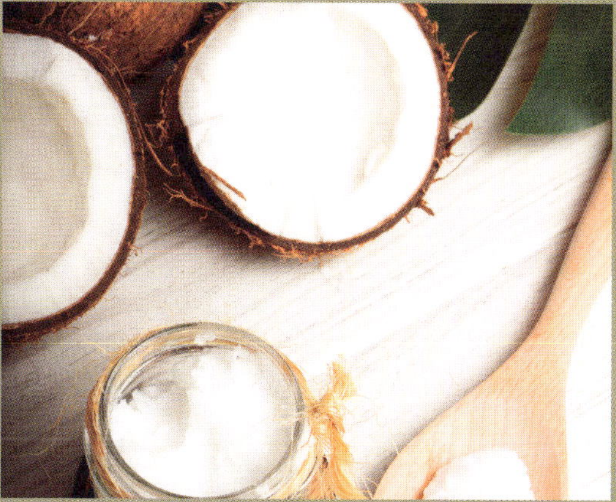

BRUME HYDRATANTE POUR CHEVEUX

Parce que c'est très facile à faire, moins cher et beaucoup plus sain que les parfums que l'on achète dans le commerce, la brume rafraîchissante est un produit agréable pour hydrater au quotidien les cheveux secs ou humides des bébés, mais aussi des mamans. Un vrai plaisir olfactif !

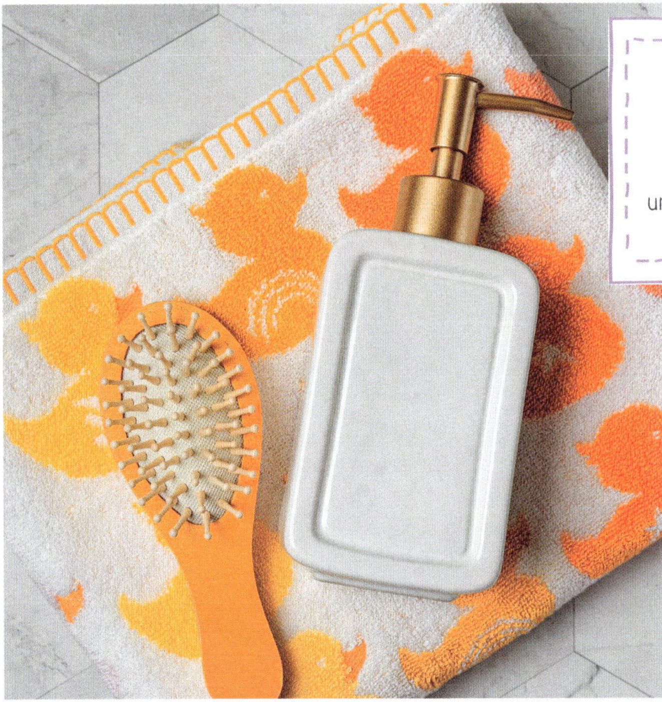

ASTUCE

Pour varier les plaisirs, l'hydrolat de fleur d'oranger est une alternative à l'hydrolat de litsée citronnée.

Recette et application

Ingrédients

- 90 ml d'hydrolat de litsée citronnée
- 1,5 c. à c. de lait de coco en poudre
- 18 gouttes d'extrait de pépins de pamplemousse

① Mélangez l'hydrolat avec le lait de coco en poudre à l'aide du minifouet.

② Ajoutez le conservateur puis transvasez dans un flacon avec spray.

③ C'est prêt ! Agitez le flacon avant chaque utilisation.

Cette brume sans rinçage peut être utilisée quotidiennement.

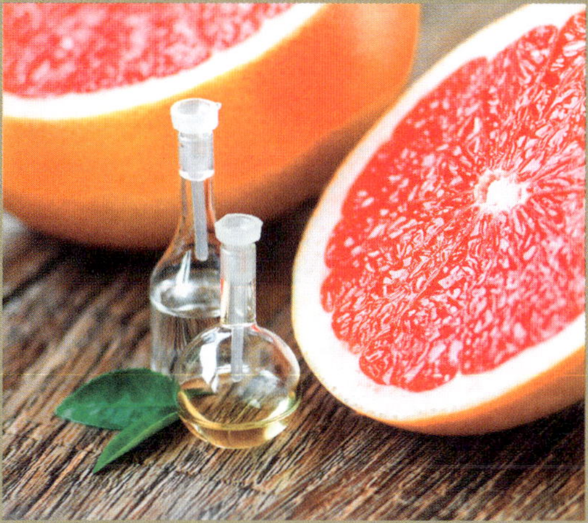

HUILE ANTICROÛTES DE LAIT

Durant les 6 premiers mois, période où bébé boit du lait, de petites desquamations et un excès de sébum peuvent s'accumuler au niveau du cuir chevelu et faire des croûtes de lait. On choisit alors de les enlever pour des raisons esthétiques et pour que la peau puisse respirer.

Qu'elle soit d'amande, de cameline ou d'olive, l'huile végétale permet de décoller en douceur les croûtes de lait tout en hydratant la peau.

ASTUCE

En cas de terrain allergique à l'huile d'amande douce, utilisez de l'huile de jojoba, d'avoine ou de macadamia.

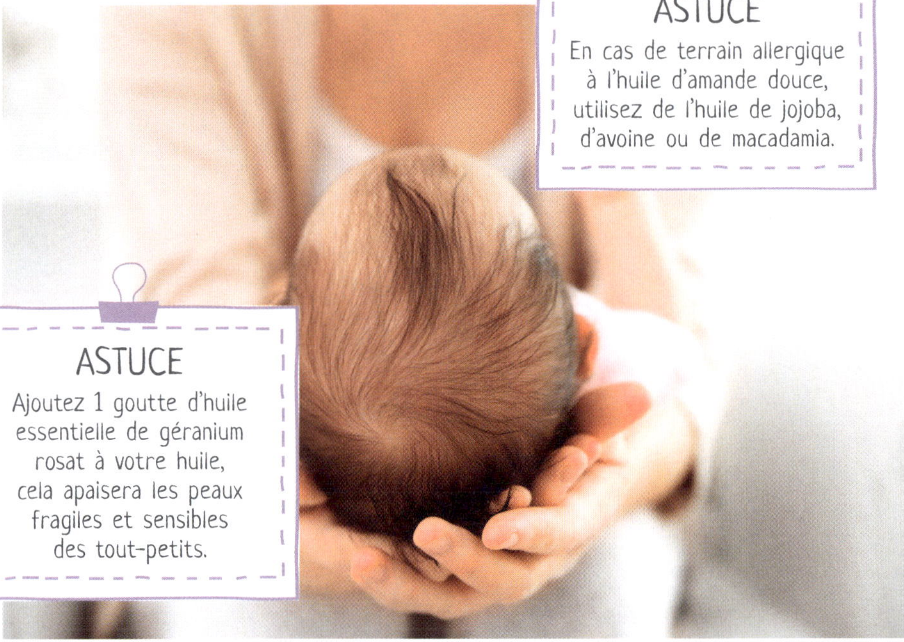

ASTUCE

Ajoutez 1 goutte d'huile essentielle de géranium rosat à votre huile, cela apaisera les peaux fragiles et sensibles des tout-petits.

Recette et application

Ingrédients

- 25 ml d'huile d'amande douce
- 15 ml d'huile de cameline
- 4 gouttes de vitamine E

1. Versez les ingrédients dans un flacon puis secouez.
2. Agitez le flacon avant chaque utilisation.
3. Massez délicatement les croûtes de lait avec l'huile pour les ramollir, 1 h à 2 h avant le bain puis, avec un gant de toilette humidifié à température du bain, frottez doucement la tête de bébé.
4. Prenez ensuite un peigne avec des petites dents pour décoller petit à petit les croûtes.
5. Terminez par un shampoing léger en faisant mousser sans trop frotter puis séchez en tapotant sa tête à l'aide d'une serviette douce.

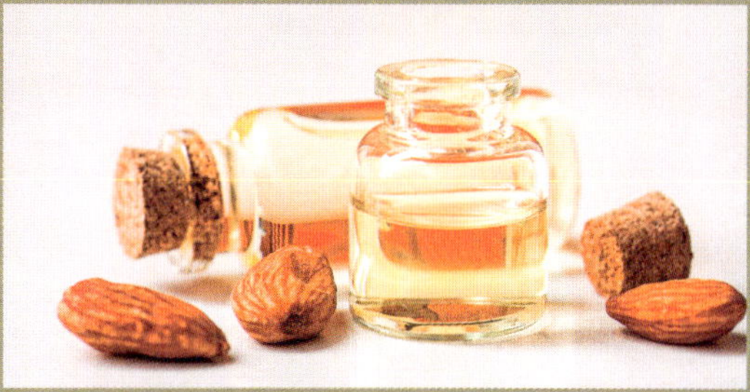

GEL DENTAIRE

Bébé est très grognon, il dort mal, ses joues et ses fesses sont rouges… C'est peut-être qu'il est en train de faire ses dents !

Elles se forment à l'intérieur des os des mâchoires et s'y déplacent progressivement pour en sortir. Cette étape importante dans le développement de votre enfant va lui permettre de découvrir de nouveaux goûts et textures, mais nous la savons douloureuse…

Il existe de nombreuses solutions apaisantes, mais il faudra en tester plusieurs pour voir celles qui conviennent à votre bébé.

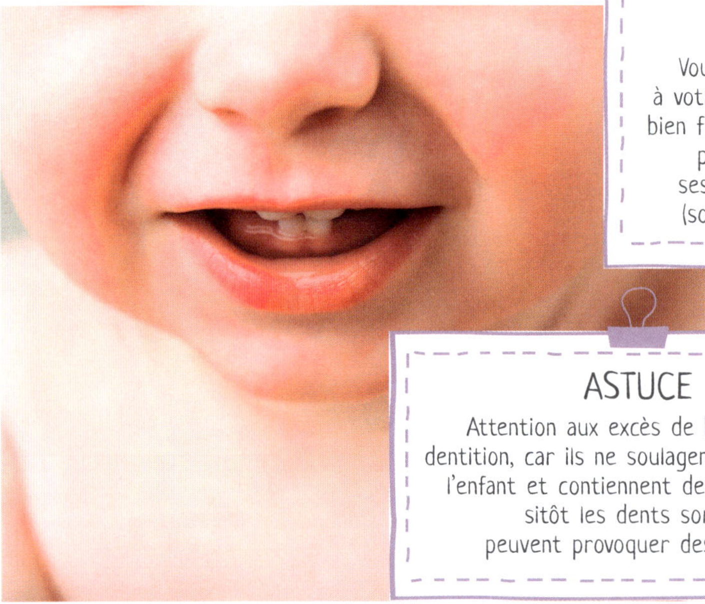

ASTUCE

Vous pouvez donner à votre bébé une pomme bien fraîche, avec la peau, pour qu'il masse ses gencives dessus (sous surveillance !).

ASTUCE

Attention aux excès de biscuits de dentition, car ils ne soulagent pas vraiment l'enfant et contiennent des sucres qui, sitôt les dents sorties, peuvent provoquer des caries !

Recette et application

Ingrédients

- 20 ml d'hydrolat de camomille romaine
- 15 ml d'hydrolat de cassis
- 2 g d'extrait aromatique naturel de fraise
- ¼ de c. à c. de gomme de guar (1 g)
- 15 gouttes de leucidal

1. Mélangez les hydrolats dans un bol.
2. Ajoutez la gomme de guar petit à petit en mélangeant soigneusement à l'aide du fouet jusqu'à obtenir une gelée homogène.
3. Ajoutez l'extrait aromatique de fraise, le conservateur, et mélangez.
4. Transvasez dans un pot et fermez.
5. À l'aide de votre doigt propre, massez la gencive de bébé plusieurs fois dans la journée avec ce gel efficace et apaisant.

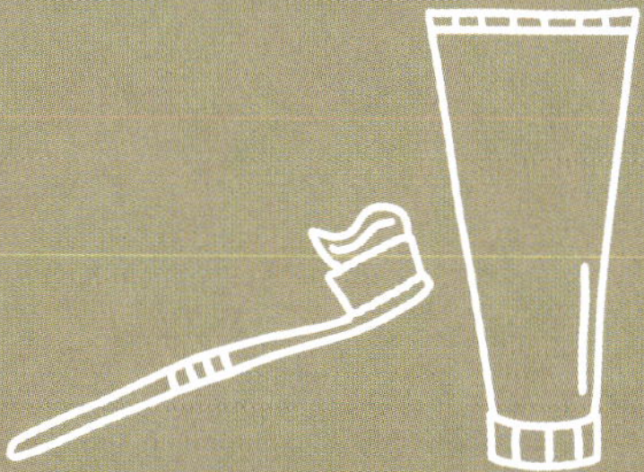

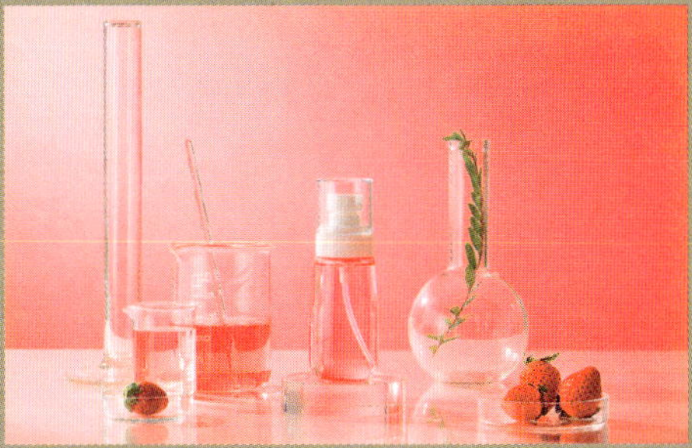

Dans la même collection

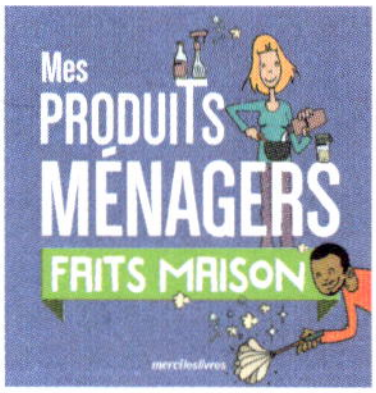

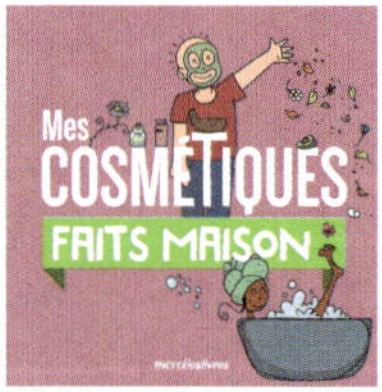

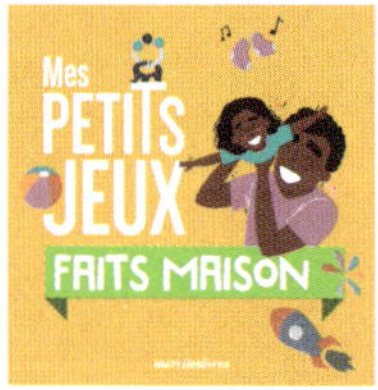

Merci à Stéphanie Geslin
pour sa contribution rédactionnelle.

5, rue Saint-Germain-l'Auxerrois 75001 Paris

Directeur de publication : Didier Ballot
Directrice éditoriale : Marie Roussos
Responsable éditoriale : Séverine Pedan
Éditrice : Zoé Legrand
Création graphique et mise en pages : Nord Compo
Couverture : © Nord Compo
Crédits iconographiques : © Shutterstock
Correction : La Machine à mots
Suivi de fabrication : Mazarine Networks

ISBN : 978-2-383-55288-8
Dépôt légal : février 2023
Imprimé par Mazarine Networks en janvier 2023 en République Tchèque